# どうする
# どうなる
# 介護医療院

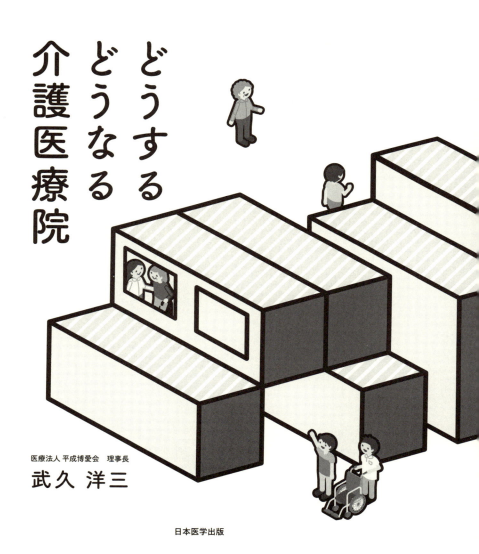

**医療法人 平成博愛会 理事長**
武久 洋三

日本医学出版

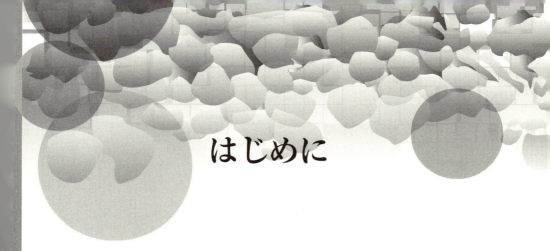

# はじめに

　日本は2008年からの人口の減少とその後の後期高齢者の急増にどう対処してよいものやら、政府も試行錯誤に陥っていると思われます。なにしろ1868年の明治維新からの2008年をピークとした人口急増は、100年余りで1億人近くもの人口増をきたしたのです。だから人口増に対して、太平洋戦争終結後も国民はそれなりに一生懸命対応してきましたし、現在70歳中心の団塊の世代（終戦後のベビーブーム）の活躍も含め、日本の戦後復興は世界に類を見ない素晴らしいものでした。

　勝ち戦を確信していながらアメリカ軍は、全国主要都市の焦土作戦を行い、主要都市は灰じん（焦土）と帰したのです。そのような酷い日本を現在のように高度成長した世界有数の文明国家にしてくれたのは、まさに終戦当時20歳前後の若者だった、現在90歳前後から80歳位までの超高齢者の方々です。彼らを徒や疎かに扱うことは、日本再復興の大恩人集団を棄民することに等しいのです。今の豊かになった日本を動かしている50歳前後の指導者層は、もはや戦後復興がどんなものであったかを知らない世代とも言えます。

　現在の団塊の世代の次の世代が、自分達の将来の日本に目を向けるのは当然であり、税金も払わない後期高齢者が爆増する現在の状態を危惧しているのは当然です。放っておけば、超高齢者はますます増え、100歳以上が7万人にもなろうかとしているのです。2015年に1,613万人だった75

歳以上の後期高齢者が2025年に2,180万人に急増し、2040年までに2,239万人になる予想です。2014年度患者調査によると75歳以上人口の約4.2％が入院しています。ということは2018年の75歳以上人口は1,769万人なので、現在は約74万人の後期高齢者が入院していると考えられます。このままでいくと2050年には100万人を突破するのです。これでは、さすがに日本の国力を維持することはできません。政府は2000年に介護保険制度を創設し対策を講じているものの、後手後手となり、抜本的対策にはなっていません。やはり介護保険の創設時の見通しが甘かったと言わざるを得ません。介護保険制度を創設する時に高齢者が爆増するのはまだ20年も先の話だ、と調子のよい甘言を言って国民にスムーズに受け入れられるように、いわゆる仲人口をたたいたのでしょう。介護保険制度創設時の将来予測をはるかに上回るスピードで要介護者が増加しています。初めは「お上の世話になるのは恥ずかしい」といった謙譲の精神はあったものの、すぐに「介護サービスは受けなきゃ損損」に変わっていきました。また、2000年ごろから16年間で何と、約120万床分の介護施設・居住系施設が増えたのです。それでも後期高齢者が2025年までにさらに400万人以上も増えるのです。

　しかし、さすがに現在は病院の社会的入院は減ってきました。そして療養病床のうち、治療すべき重症患者さんの少ない病棟が廃止されることとなりました。そして何よりも大胆な発想を実現させたのが「介護医療院」です。このままでは、増え続ける後期高齢者の受け皿としてまだまだ介護保険施設を作らなければならないのですが、実は時期にもよりますが、現在、精神病床を除いた、約132万床の病床のうち約103万床に入院していて、約30万床が空床なのです。またその入院患者さんのうち、約70万人が75歳以上の後期高齢者なのです。この割合は増えることはあっても決して減ることはありません。つまり病院病床はいずれ入院患者さんの大半

を後期高齢者が占めることになるでしょう。救急病院や大学病院も同様です。そこで国は必死になって患者さんの入院日数の短縮化に努め、治療費の高い病院病床でなく、1日単価の安い介護施設のほうに誘導していこうとしています。

　本書では、介護療養病床、25対1医療療養病床が廃止されるに至ったこれまでの経緯を振り返ると共に、2018年4月から始まった介護医療院という生活環境・機能を重視した医療提供施設である新たな介護保険施設の概要を示して、介護保険の事業者や利用者が共に親しく連携することによって高齢化社会が楽しく実りあるものになって欲しいということを願って書いています。

　また、2017年12月3日に日本慢性期医療協会が主催した「介護医療院セミナー」、2018年4月2日に日本慢性期医療協会の中に日本介護医療院協会が発足し開催した設立記念シンポジウム、そして、2018年8月29日に厚生労働省の委託を受けてみずほ情報総研株式会社が開催した「介護医療院開設に向けた研修会」の内容を交えながら介護医療院について掘り下げてゆこうと思います。

2019年1月吉日　武久　洋三

# 目　　次

はじめに …………………………………………………………… *1*

　第１章　なぜ今、介護医療院なのか ………………………… *6*

　第２章　介護医療院とは何か ………………………………… *46*

　第３章　これからの医療・介護はどうなる ………………… *101*

おわりに …………………………………………………………… *137*

# 第1章
# なぜ今、介護医療院なのか

**戦後を築いた世代がいま大量に死期を迎えている。敬意をもって看取りたい。**

　日本が大きく変わってきています。10年ひと昔でなく、もはや5年でどんどん様変わりしています。特に人口の高齢化に基づく医療や介護の分野の変化には驚かされます。**図1，2**に示すように、2017年の人口は、出生数94万人に対し死亡数は134万人となり、1年間で40万人もの人口が減少しました。

　明治以降、わが国の人口は増加の一途をたどってきました。1900年からの約100年間で人口は約8,000万人も増え、大いに発展を遂げたのです**(図3)**。特に戦後の経済成長はいうまでもなく、生活水準・衛生水準の向上をもたらし、医学・医療技術を進化させました。その結果、国民の平均寿命は戦後70年の間に男女ともに30歳以上伸びて、2016年の平均寿命は、男性80.98歳、女性は87.14歳と世界一の長寿国となりました。こうして高齢者数は増加し、高齢化率は上昇しました**(図4)**。

　しかしながら現在、日本人の平均寿命と健康寿命の差の拡大が問題視されています。健康寿命とは、日常的に介護を必要としないで、自立した生活ができる生存期間のことを示しますが、平均寿命と健康寿命の差は、日常生活に制限のある「不健康な期間」であり、それは「寝たきり」に近い

第1章　なぜ今、介護医療院なのか

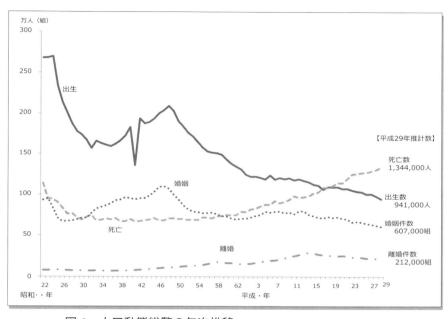

**図1　人口動態総覧の年次推移**
（厚生労働省　2017年人口動態統計の年間推計より）

状態のことを示します。日本では、諸外国に比べて寝たきり状態の方がとても多いのです。今まさに、現代の日本を築き上げてくれた戦後復興の功績者たちが、年齢を重ねて後期高齢者となり、大量に死期を迎えようとしています。

　戦後の高度経済成長は、日本の産業構造・人口構想に変化をもたらしました。日本の主要産業は、第一次産業から第二次産業へ移行し、都市部における核家族化が進行し、地方では三世代家族が減少し、世帯規模は縮小されていきました。その後、高度経済成長から安定成長へ経済成長が減速化し、第二次産業からサービス業などの第三次産業へと産業構造の変化に伴い、女性の就業率は上昇し、1986年に男女雇用機会均等法が施行され

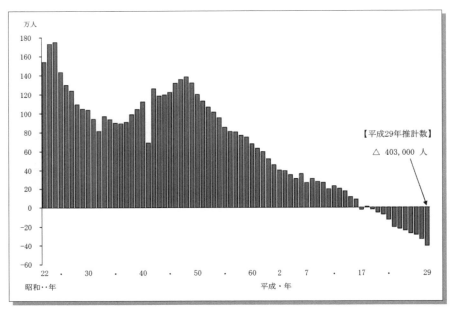

**図2　自然増減の年次推移**
（厚生労働省　2017年人口動態統計の年間推計より）

ると、それまで夫が仕事に専念し、妻はもっぱら家事育児に専念するという性別役割分業の意識が薄れ、女性の社会進出が活発化しました。

　そして戦後の日本における高齢者介護は、家事育児同様に性別役割分業のもとに専業主婦を中心とした家族が介護の中核を担ってきましたが、女性の社会進出が活発化すると、男女ともに非婚化、晩婚化が進み、出生率は低下し、高齢者数は増加の一途をたどり、女性が主たる役割を担ってきた家庭における高齢者介護の機能低下をもたらしました。

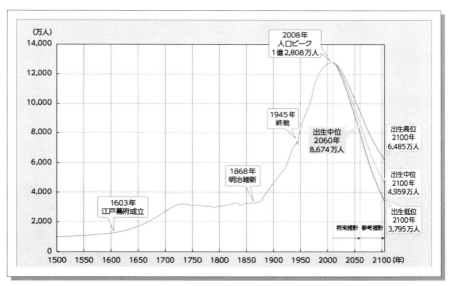

図3　長期的なわが国の人口推移
（2015年版厚生労働白書より）

## 「社会的入院」から「介護保険制度」の創設へ

　日本で本格的に高齢者福祉政策に力を入れだしたのは、当時の東京都知事であった美濃部亮吉氏が1969年12月から全国に先駆けて実施した70歳以上の高齢者に対する老人医療費無料化という、弱者救済思想がきっかけではないでしょうか。その後1972年には国で老人医療費無料化が制度化され、翌年から施行されると、1978年には短期入所サービスの創設、1979年デイサービスの創設と、国も高齢者対策に本腰を入れ始めました。
　老人医療費の無料化により、数多くの老人病院が開設されました。すると在宅で家族が介護をしたり、当時十分に整備されていなかった特別養護

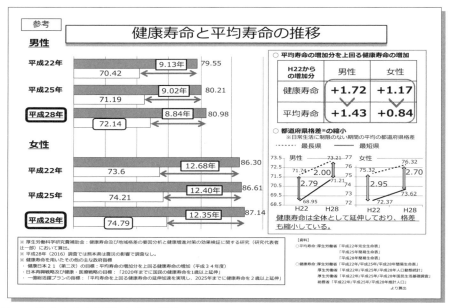

図4　健康寿命と平均寿命の推移
　　（2018年3月9日　第11回健康日本21（第二次）推進専門委員会資料より）

老人ホーム（以下、特養）に入所させたりするより、収入によっては病院へ入院させるほうが安くて済むので、要介護高齢者を抱える家族が施設代わりに病院を利用しだしたのです。これは寝たきりや認知症を発症した高齢者が増大し、介護の長期化が進み、家族だけでは看れなくなっていたという背景があります。おかげであっという間に老人医療費は急増し、国保財政は悪化しました。

これらの入院患者さんは、病院での医療ケアの必要の有無にかかわらず、社会的要因によって入院していたことから「社会的入院」と呼ばれ、これらの患者さんに対する劣悪な環境下で、ベッドに寝たきり状態で「薬漬け」された実態が公になり、大きな社会問題となりました。そして老人医療費無料化から一転、一定額の患者負担が導入されました。

当時の高齢者福祉は、2000年に介護保険制度が始まるまで、措置制度によって運営されていて、医療保険のように誰もが皆普遍的に受けられるものではなく、低所得者などを中心に行政（社会福祉協議会や福祉事務所など）からサービスが提供されていたため、限られた国の予算内では十分な福祉サービスが受けられませんでした。こうした事情を踏まえて、また社会的入院の解消、そしてさらに増え続ける要介護高齢者を家族だけでなく、社会全体で支援する体制を整え、自助・共助・公助をうまくかみ合わせることにより、重度の要介護者も皆で支え合うことを目的に2000年に介護保険制度は創設されました。そして現在に至るわずか20年足らずの間に、特養・介護老人保健施設（以下、老健）・介護療養型医療施設（以下、介護療養病床）の介護保険施設をはじめとする高齢者向け施設が約120万床分も急増しました(**図5**)。

すると、病院病床を高齢者の居住系施設代わりに入院させていた患者さんの家族が、経済的理由、居住性、医療信頼度の順に判断して、病院から介護保険施設や居住系施設へ移り始めたのです。

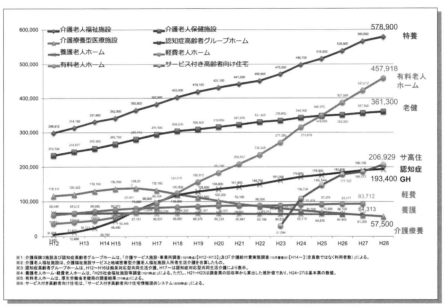

図5 高齢者向け住まい・施設の定員数
(2017年7月19日 第143回社会保障審議会介護給付費分科会資料より)

なぜかというと、もともと病院病床は治療するための場であり、居住系施設のように長期間を過ごすのに適した環境であるとはいえません。実際に昔の基準では病床面積は一床当たりわずか4.3m$^2$以上と定められていて、よほどの余裕がある病院でない限り、この基準に基づいて建築されていました。それは1973年に老人福祉法が改正されて老人医療費無料化により増加した「老人病院」も同様です。現在は、ほとんどの病床が、病床面積は一床当たり6.4m$^2$以上と定められていますが、それでも長期療養、生活の場として作られた介護保険施設等に比べると、患者さん1人当たりの病床面積は十分であるとはいえません。

　さて、老人医療費無料化とともに急増した「老人病院」は、1983年に、老人慢性疾患患者さんをおおむね7割以上入院させる病院を医療法上「特例許可老人病院」と位置づけ、診療報酬上、医師、看護職員の配置を減らして介護職員を多く配置する等の介護機能などの点を評価した一方、診療報酬は他の一般病院よりも低く設定されました。しかしながら、一般病院の中に3か月以上入院している長期入院高齢患者さんが、まだなお多く存在していたため、1993年に「療養型病床群」を創設し、主として長期にわたり療養を必要とする患者さんを入院させるための療養環境を有する病床を設けました。この時初めて、「療養型病床群」に一般病院以上の居室面積基準が設けられ、病室定員4人以下、病床面積は一床当たり6.4m$^2$以上となりました(**図6**)。

## 「療養病床」の位置づけ

　また戦後増えるに任せていた病院病床に対して医療費抑制の目的のために、1985年の第1次医療法改正により、地域医療計画が策定されました。これにより、都道府県に医療圏を導入し、その圏域の中で人口10万人に

図6 療養病床に関する経緯
　　（2015年7月10日　第1回療養病床の在り方等に関する検討会資料より）

第 1 章　なぜ今、介護医療院なのか

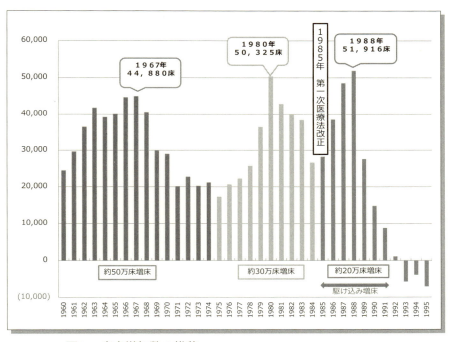

**図7　病床増加数の推移**
（総務省統計局　病床の種類別病院病床数より作成）

対する必要病床数を算定し、その当時すでに必要病床数を超えていた地域では、その後一切の病床増設を認めないことになりました。この時、経過措置が数年あったために、この間にいわゆる「駆け込み増床」が行われました。私が徳島市のはずれに 60 床の病院を開設したのは、1984 年 1 月のことです。そして、開設からわずか 3 年間で 210 床に増床しました。私も駆け込み増床した者の 1 人です **(図7)**。

　その後 2000 年に介護保険制度が施行されると、介護保険上、主として長期にわたり療養を必要とする要介護者に対して、医学的管理・介護などを行う「介護療養型医療施設」（介護療養病床）が位置づけられました。

そして、翌年の2001年の第4次医療法改正において療養型病床群と老人病院（特例許可老人病院）は再編され、「療養病床」に一本化されました。そして、これまで「精神病床」「感染症病床」「結核病床」以外の病床を総称して「その他病床」と分類されていましたが、これらの病床を2003年8月末までに、「一般病床」と「療養病床」に分けて届け出することになりました。この時に一般病床における病床面積も一床当たり$6.4m^2$以上と定められましたが、一部経過措置として、2001年3月1日までに開設許可を受けている既存の建物の一般病床に関しては、引き続き$4.3m^2$以上の病床面積が認められました。

　さて、療養病床は、病床面積が広いだけでなく、機能訓練室や談話室、食堂や浴室なども設置しなければなりません。1998年ごろから療養環境の改善に対して手厚い診療報酬が保証されたこともあり、すでに病院建築後40年以上経過した病院なども多く、補助金などの改築促進政策も取られたことにより、積極的で進取の気性に富む経営者は意を決して増改築を行いました。この傾向は明らかに西高東低であり、西日本は積極的に病院の増改築に投資した病院が多かったのですが、東日本、特に東北地方では意欲が低かったのか、人口10万人に対する療養病床の数は少なかったのです。

　そして2003年8月末までにすべての病床を$6.4m^2$以上の基準に改装済みの病院は、単純に医師や看護職員の数、そして入院患者さんの状態に応じて、自院の病床を「一般病床」と「療養病床」に分けて届け出することができました。しかしながら、改装できなかった病院は、病床面積を満たすことができず、「一般病床」としてしか届け出ることができなかったのです。その当時、一般病床を有する病院の中には慢性期状態で長期入院していた患者さんがかなり入院していたところも多数あったと思われますが、そのような病院であっても、病床面積基準などの規定を満たさなけれ

第1章　なぜ今、介護医療院なのか　17

```
1998年頃      療養環境改善に対する手厚い診療報酬
              ⇒改修、増改築を行う病院が多くなる
2003年8月末   その他病床の廃止
              一般病床と療養病床の届出
```

|  | 病床面積 | 病室定員 | 廊下幅 | 食堂 | 談話室 | 機能訓練室 |
|---|---|---|---|---|---|---|
| 一般 | 6.4㎡<br>4.3㎡※ | 5人以上<br>でも可 | 2.1m | × | × | × |
| 療養 | 6.4㎡ | 4人以内 | 2.7m | ○ | ○ | ○ |

※　既存の建物(2001年3月1日までに開設許可を受けたもの)に係る病床を移行する場合。

全ての病床の改装済　⇒医師・看護師の数と入院患者の状態で病棟を
　　　　　　　　　　　「**一般**」と「**療養**」に分けて届出

一部しか改装できず　⇒改装できた新たな病棟　　⇒「**療養**」として届出
　　　　　　　　　　　改装できていない古い病棟⇒「**一般**」として届出

全く改装しなかった　⇒全て「**一般**」として届出

図8　一般病床と療養病床の療養環境の違い

ば療養病床として届け出することはできなかったため、一般病床として届け出した病院もありました（**図8**）。

## 「7対1一般病床」

そして、2006年の診療報酬改定において、7対1一般病床が新設され、医療療養病床に医療区分制度が導入されました（26ページ参照）。7対1一般病床は、入院患者さんに提供する医療内容や、入院患者さんの状態などに対して何の縛りもなかったために、短期間で数多くの病院が届け出し、7対1一般病床は一気に巨大化しました（**図9**）。すなわち、看護職員をかき集めて申請しさえすれば、高い入院基本料を算定することができ

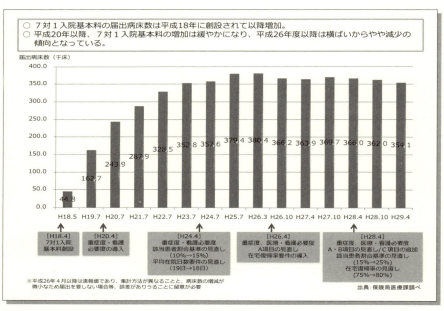

**図9 一般病棟入院基本料7対1の届出病床数の推移**
（2017年6月21日 2017年度第3回入院医療等の調査・評価分科会より）

たのです。このことが何よりも現在の日本の医療費の無駄遣いの要因の一つではないかと思っています。短期間に集中した高度医療を実施することが目的で高い入院基本料を算定するはずの7対1一般病床に、多くの長期入院患者さんが入院していては、無駄に高い医療費がかかるだけです。

　当時、7対1一般病床の平均在院日数は19日以内と定められていたので、この中で90日以上入院していた長期入院患者さんは「特定患者」として、7対1一般病床の入院基本料の6割程度の特定入院基本料しか算定できませんでした。しかし、この特定入院基本料を算定する特定患者には除外規定があり、一般病床における長期入院患者さんのほとんどがこの特定除外項目（図10）に該当していたため、とても安い特定入院基本料しかもらえない病院はほとんどなく、特定除外制度のおかげで高い入院基本料を算定することができました。またその患者さんたちは平均在院日数の計算対象外であるために、一時は20万人近くの主に高齢者の長期入院患者さんが、一般病床という立派な病床と思われている病床にあふれるほど入院していた時期もありました。ひどい例では100床のうち90人が長期入院中の特定除外患者さんで、19日以内に退院しているのは、わずか10人であるという、実質老人病院が各地に山ほど存在していました。

　看護職員を多くかき集めて実質長期入院している高齢患者さんがほとんどであるにもかかわらず、特定除外規定に守られて平均在院日数をクリアした7対1一般病床で、高い入院基本料を算定している特定除外患者さんと同じような超慢性期状態の患者さんが療養病床に入院して同じような入院治療を受けていても、かかる医療費は全く異なります。だから急性期病院とされる一般病床に超慢性期の患者さんがいつまでも混在している状態を許容していることはあまりにも不合理であり、公平であるべき診療報酬の信頼性を揺るがすものではないかと、私は孤軍奮闘、1人訴え続けてきました。

| 厚生労働大臣が定める状態等にある者 |
|---|
| ①難病患者等入院診療加算を算定する患者 |
| ②重症者等療養環境特別加算を算定する患者 |
| ③重度の肢体不自由者（脳卒中の後遺症の患者及び認知症の患者を除く。）、脊髄損傷等の重度障害者（脳卒中の後遺症の患者及び認知症の患者を除く。）、重度の意識障害者、筋ジストロフィー患者及び難病患者等 |
| ④悪性新生物に対する治療（重篤な副作用のおそれがあるもの等に限る。）を実施している状態にある患者 |
| ⑤観血的動脈圧測定を実施している状態にある患者 |
| ⑥心大血管疾患リハビリテーション料、脳血管疾患等リハビリテーション料、運動器リハビリテーション料又は呼吸器リハビリテーション料を実施している状態にある患者（患者の入院の日から起算して180日までの間に限る。） |
| ⑦ドレーン法又は胸腔若しくは腹腔の洗浄を実施している状態にある患者 |
| ⑧頻回に喀痰吸引及び干渉低周波去痰器による喀痰排出を実施している状態にある患者 |
| ⑨人工呼吸器を使用している状態にある患者 |
| ⑩人工腎臓、持続緩徐式血液濾過又は血漿交換療法を実施している状態にある患者 |
| ⑪全身麻酔その他これに準ずる麻酔を用いる手術を実施し、当該疾病に係る治療を継続している状態（当該手術を実施した日から起算して30日までの間に限る。）にある患者 |
| ⑫前各号に掲げる状態に準ずる状態にある患者 |

**図 10　特定入院基本料における特定除外項目**
　　　（2011 年 11 月 25 日　第 208 回中央社会保険医療協議会総会資料より）

しかし厚生労働省は当時、医師と看護職員を多く配置している一般病床は急性期病床であると喧騒したために、実際には長期入院している高齢患者さんであふれているにもかかわらず、一般病床＝急性期病床という概念だけが独り歩きし、救急指定を取り、たまに外科手術を行うことを拠り所に、自院は急性期病院であると思い込んでいる中小病院が全国の至る所で増え続けたのです。こうして、一般病床の中に多くの慢性期患者さんが取り残されました。

　急性期の定義について明確に示されたものは、2007年の厚生労働省中央社会保険医療協議会（以下、中医協）DPC評価分科会において、「患者の状態が不安定な状態から、治療によりある程度安定した状態に至るまで」とされています**（図11）**。しかし、これでは急性期だけである程度安定した状態になるまでずっと治療するのかと訝ってしまいます。すなわちこの定義には期間という概念はどこにもありません。要するに「不安定」な状態からある程度「安定」した状態になるまでとなると、極端にいえば安定しなければ何年でも「急性期だ！」ということになるのではないでしょうか。「急性期」とは本来、「手術や急性期処置が終了して数日間」であるべきではないでしょうか。

　つまり、この定義は明らかに当時の「一般病床は急性期だ」などと主張する、公平な目を持たない一部の病院経営者が吹聴し、そこに入院している「超慢性期」の患者さんまで「急性期患者さんである」と言い張って、看護職員を多く配置するだけで高い診療報酬が得られる7対1一般病床に、入院直後の急性期状態の重症患者さんと同じ高額な入院費がかかる「特定除外制度」を設けて、特定除外患者さんを平均在院日数の算定対象から除外して長期入院ができるようにしていたのを正当化する定義にすぎません。

　実は、私が旧日本療養病床協会の会長に推薦されたときに、協会の名前

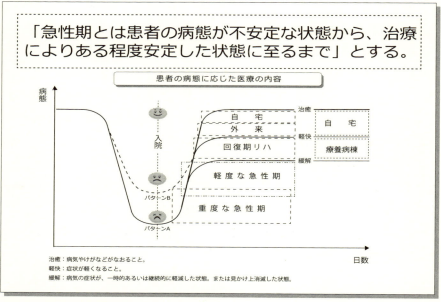

図11 急性期の定義
　　（2008年11月7日　第4回診療報酬調査専門組織・DPC評価分科会より）

第 1 章　なぜ今、介護医療院なのか

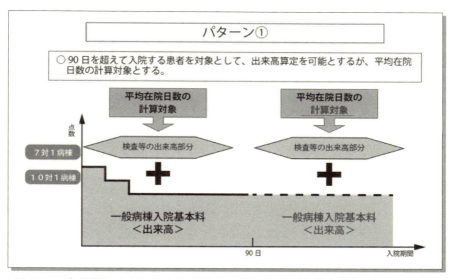

図12　一般病棟における長期療養患者の評価体系（特定除外制度）の見直し
　　　（2014年3月5日版　厚生労働省保険局医療課2014年度診療報酬改定の概要より）

を日本慢性期医療協会に変更するとともに協会として担う範囲を療養病床から在宅医療を含む広い領域をカバーしていくために「慢性期」という概念を協会名としたのです。そのときからこの不自然の象徴である「特定除外制度」を撤廃することを、日本慢性期医療協会の共通の課題として会員各位に了解いただき、これまで活動してきました。

　そして、そのいわくつきの「特定除外制度」が13対1、15対1一般病床で2012年度診療報酬改定において廃止され、7対1、10対1一般病床は2014年度診療報酬改定において廃止され、90日を超えて入院する患者さんについては、平均在院日数の計算対象とするか、もしくは平均在院日数の計算対象外とし、20対1医療療養病床の入院基本料を算定するかを選択しなければならなくなりました。おそらく今でも一般病床における長

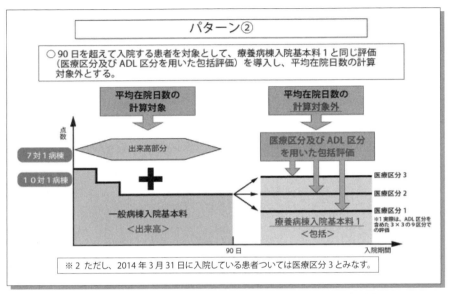

**図13　一般病棟における長期療養患者の評価体系（特定除外制度）の見直し**
（2014年3月5日版　厚生労働省保険局医療課 2014年度診療報酬改定の概要より）

期入院患者さんは経過措置によってまだまだ存在し続けていると思われます（**図12, 13**）。

## 療養病床削減問題

　2003年8月末までに「その他の病床」を「一般病床」と「療養病床」に分けて届け出たことにより、一般病床は約90万床、療養病床は約38万床となりました。この38万床の療養病床の中には、医療保険適用の医療療養病床と介護保険適用の介護療養病床があり、医療療養病床の診療報酬は包括性、介護療養病床は要介護度別の介護報酬が定められていました。

2000年から始まった介護保険制度の3年に1度の介護報酬改定が2003年4月に初めて行われ、この時、要介護1・2の介護報酬が、約30％も大幅減額され、介護療養病床が重度要介護者の入院する病床であることを明らかにしたのです。そこで、療養病床を持つ病院経営者の多くが、包括性の医療療養病床に軽度要介護状態の患者さんを移動させ、代わりに重度要介護状態の患者さんを介護療養病床に移動させるという病床種別ごとの入院患者調整を実施しました。

　そして、2003年中に医療療養病床と介護療養病床の重度要介護者の病棟移動調整がそろそろ終了するというころに、2006年の診療報酬・介護報酬同時改定を見据えた、療養病床における入院患者さんの実態調査が行われたのです。2003年の介護報酬改定による軽度要介護者の大幅報酬減額が行われるまでは、一応医療療養病床には医療必要度の高い患者さんが入院し、介護療養病床には要介護状態ではあるものの、医療必要度の低い患者さんが入院していましたが、この患者さんの病棟移動調整が行われた直後の調査を実施したことにより、医療療養病床と介護療養病床に入院する患者さんの状態に差がなく、社会的入院といわれても仕方がない患者さんが医療療養病床に多く入院しているという事実が明らかとなりました。

　そして、2005年9月の小泉郵政選挙において、自民党が大勝したため、経済財政諮問会議の力が強くなりました。2005年11月には、医療費削減のために「混合診療の解禁」「医療費へGDPによるキャップ制の導入」を厚生労働省に対し強く要求しました。しかし当時の尾辻厚生労働大臣がいずれも拒否し、その代わりに「平均在院日数の短縮」「特定健診による予防政策」による医療費削減を約束しました。そして尾辻厚生労働大臣は平均在院日数を減らすためには、平均在院日数の長い療養病床を減らしたらよいという単純なロジックにより、2006年の医療制度改革の一環として療養病床38万床を15万床まで削減する方針を医療費適正化計画の中に

盛り込みました。38万床の療養病床のうち、25万床を占めていた医療療養病床を15万床まで削減した場合に、削減された医療療養病床が介護療養病床に転換することによる介護保険料の増大を恐れ、医療療養病床の削減と合わせて泥縄式に介護療養病床13万床を全廃することを決めたのです。そして、医療必要度の高い患者さんを医療療養病床で受け入れ、医療必要度の低い患者さんは病院ではなく在宅、居住系サービスまたは老健等で受け入れることとし、介護療養病床の2011年度末の廃止、老健等への転換促進が決定しました。そして医療療養病床は、2006年の診療報酬・介護報酬同時改定において、診療報酬体系に医療区分制度が導入されました。これは医療必要度の高い患者さんを医療区分3として該当項目を定め、次に医療必要度の高い患者さんを医療区分2、そして、医療区分2・3に該当しない患者さんをすべてひとくくりにして医療区分1の3区分とADLの3区分によって9つの病態を想定した患者分類となりました（**図14、15**）。

　実はこの9つの患者分類は、当時、実に恣意的な入院料が提示されたのです。医療療養病床に入院している患者さんの半分は、医療区分2・3以外の医療区分1に該当する患者さんであり、すなわち、社会的入院患者さんであると決めつけられたのです。全く意識のない患者さんまで医療区分1に設定され、それらの患者さんでさえ、療養病床から移動せざるを得ない点数設定をされたことに、当時強く抗議しました。結局、大局は微動だにしませんでした。

　しかし、今思えば、確かに医療療養病床に存在していた医療区分1・ADL区分1の社会的入院といわれても仕方がないような患者さんに対する診療報酬が下がり、医療療養病床から姿を消したことで、医療療養病床の性格は全く変わってきました。すなわち、全国の医療療養病床の多くが、「病気の患者さんをできるだけ早く適切な治療をして、できるだけ早

| 患者分類 | 医療区分3 | 医療区分2 | 医療区分1 |
|---|---|---|---|
| ADL区分3 | 入院基本料A | 入院基本料D | 入院基本料G |
| ADL区分2 | 入院基本料B | 入院基本料E | 入院基本料H |
| ADL区分1 | 入院基本料C | 入院基本料F | 入院基本料I |

医療区分

医療区分3
【疾患・状態】
・スモン ・医師及び看護師により、常時監視・管理を実施している状態
【医療処置】
・24時間持続点滴 ・中心静脈栄養 ・人工呼吸器使用 ・ドレーン法 ・胸腹腔洗浄
・発熱を伴う場合の気管切開、気管内挿管 ・感染隔離室における管理
・酸素療法（常時流量3L/分以上を必要とする状態等）

医療区分2
【疾患・状態】
・筋ジストロフィー ・多発性硬化症 ・筋萎縮性側索硬化症 ・パーキンソン病関連疾患
・その他の難病（スモンを除く）
・脊髄損傷（頸髄損傷） ・慢性閉塞性肺疾患（COPD）
・疼痛コントロールが必要な悪性腫瘍 ・肺炎 ・尿路感染症
・リハビリテーションが必要な疾患が発症してから30日以内 ・脱水かつ発熱を伴う状態
・体内出血 ・頻回の嘔吐かつ発熱を伴う状態 ・褥瘡 ・末梢循環障害による下肢末端開放創
・せん妄 ・うつ状態 ・暴行が毎日みられる状態（原因・治療方針を医師を含め検討）
【医療処置】
・透析 ・発熱又は嘔吐を伴う場合の経腸栄養 ・喀痰吸引（1日8回以上）
・気管切開・気管内挿管のケア ・頻回の血糖検査 ・創傷（皮膚潰瘍 ・手術創 ・創傷処置）
・酸素療法（医療区分3に該当するもの以外のもの）

医療区分1　　医療区分2・3に該当しない者

図14　医療区分
　　　（2017年12月8日　第377回中央社会保険医療協議会総会資料より抜粋）

```
ADL区分

ADL区分3 ： 23点以上
ADL区分2 ： 11点以上～23点未満
ADL区分1 ： 11点未満
```

当日を含む過去3日間の全勤務帯における患者に対する支援のレベルについて，下記の4項目に0～6の範囲で最も近いものを記入し合計する。
新入院（転棟）の場合は，入院（転棟）後の状態について評価する。
( 0．自立、 1．準備のみ、 2．観察、 3．部分的援助、 4．広範な援助、
  5．最大の援助、 6．全面依存 )

| 項目 | 支援のレベル |
| --- | --- |
| a　ベッド上の可動性 | 0～6 |
| b　移乗 | 0～6 |
| c　食事 | 0～6 |
| d　トイレの使用 | 0～6 |
| （合計点） | 0～24 |

図15　ADL区分
　　　（2017年12月8日　第377回中央社会保険医療協議会総会資料より抜粋）

く退院させる」という、病院として当たり前の機能を発揮することができるように努力して変化しています。

　その後、2010年の診療報酬改定において医療療養病床は、看護職員配置によって20対1と25対1の2つに大別されました。そして、20対1医療療養病床は、医療区分2・3患者割合80％以上の縛りが設けられましたが、25対1医療療養病床は、2016年3月までは医療区分の縛りはなく、どんなに状態の軽い患者さんでも長期間いくらでも入院していられる、いわゆる社会的入院患者さんの宝庫の状態となっていました。実は医療療養病床の中には、医療区分導入後も医療区分1の社会的入院患者さんばかり

## 療養病棟入院基本料1

【施設基準】 ①看護配置：２０：１以上　②医療区分２・３の患者が８割以上

|  | 医療区分3 | 医療区分2 | 医療区分1 |
|---|---|---|---|
| ADL区分3 | 1,810点 | 1,412点 | 967点 |
| ADL区分2 | 1,755点 | 1,384点 | 919点 |
| ADL区分1 | 1,468点 | 1,230点 | 814点 |

※特別入院基本料 576点（生活療養を受ける場合 562点）

## 療養病棟入院基本料2

【施設基準】 ①看護配置：２５：１以上　②医療区分２・３の患者が５割以上

|  | 医療区分3 | 医療区分2 | 医療区分1 |
|---|---|---|---|
| ADL区分3 | 1,745点 | 1,347点 | 902点 |
| ADL区分2 | 1,691点 | 1,320点 | 854点 |
| ADL区分1 | 1,403点 | 1,165点 | 750点 |

図16　療養病棟入院基本料1・2（2016年4月時点）
　　（2017年12月8日　第377回中央社会保険医療協議会総会資料より抜粋）

の、老人収容所といわれても仕方がない療養病床は存在していました。これらの病床を有する病院のほとんどは一般病床を併せ持つケアミックス病院なのです。
　ケアミックス病院とは、一般病床と重症患者さんの縛りのない25対1

の医療療養病床を併せ持つ病院で、地域の医療力に乏しい中小民間病院に多く見られました。そして病院内の一般病床と25対1医療療養病床での患者さんのキャッチボールという院内転棟が頻繁に行われ、莫大な利益を上げていたのです。

　それが2016年4月からは医療区分2・3の患者さんを50％以上入院させないとペナルティとして5％低い報酬になりました（**図16**）。もともと20対1医療療養病床は、医療区分2・3の患者さん割合80％以上の縛りが設けられていたこともあり、25対1医療療養病床の入院患者さんの状態とは、重症度が全く異なります。当然、20対1医療療養病床のほうがより重症な患者さんが多く入院しているため、処置などに手間がかかるために看護・介護職員なども多く配置していないと十分な治療ができないのです。

　しかしながら、20対1医療療養病床と25対1医療療養病床の1日1人当たりの入院料の差は僅か650円です。1か月2万円にもなりません。しかも20対1医療療養病床は看護職員、介護職員ともに2人体制で夜間勤務しないと医療区分2・3患者割合が80％も占める重症患者さんに対するケアは不可能です。1病棟50人の入院患者さんがいる病棟でも、月にわずか100万円足らずの差額では、重症患者さんの治療のために必要な医薬品や医療器具の費用と人件費などを賄えるはずもありません。

　結局、25対1医療療養病床における入院患者さんの多くは社会的入院患者さんであるというイメージを厚生労働省に持たれてしまい、25対1医療療養病床は6年以内に「介護医療院」へと強制的に移行させられることとなったのです。一部には25対1医療療養病床から20対1医療療養病床に転向できるといいながら、今まで易きについて来た病院にはその力はないでしょう。

　一方、介護療養病床は、2011年度末での廃止が決定していたものの、老健等への転換が進まず、転換期限を2017年度末まで6年間延期すると

ともに、2012年以降、医療療養病床からの転換を含め、介護療養病床の新設は認めないこととなりました。

　介護療養病床の削減が当初の計画通りに進まなかったのは、今後ますます高齢患者さんが急増し、死亡者数が増加することが予測されている中で療養病床削減という時代に逆らった政策が国民に受け入れられるはずもなかったからです。

　しかし、私は当初から、老人収容所と化しているような療養病床はいずれ病院として継続することはできなくなるだろうと訴え続けてきました。今まさに、偽物急性期と偽物慢性期が淘汰されようとしているのです。

## 病院とは何か

　改めて病院とは、病気を治すために入院するところであり、何らかの障害などを抱えた高齢者を収容するための施設ではありません。よくなってすぐに退院できれば、病床数は少なくて済みます。病院が介護ケアのためや行き場のない高齢者のための収容所であってはならないのです。

　今はもう病院が患者さんを選り好みする時代ではなくなりました。患者さんが病院や施設を選んでいるのです。そして高齢者がどんどん増えているにも関わらず、すでに病院の入院受療率は大幅減少しています。しかも外来受療率まで減少しています（図17）。主な患者層である高齢者の意識が変わったのです。つまり他に選択肢がなければ仕方がないものの、狭い、古い、汚い、臭い、一部屋に6人から8人の病室に詰め込まれて、治療するわけでもないのに、病状が落ち着いていれば、「入院という形をとらなくてもよいのではないか」と考える人たちが増えたということでしょう。外来患者さんの数の減少は、長期投薬を希望する人たちが増えていることにも原因はあるでしょう。こうして国民の意識は、病院とは病気に

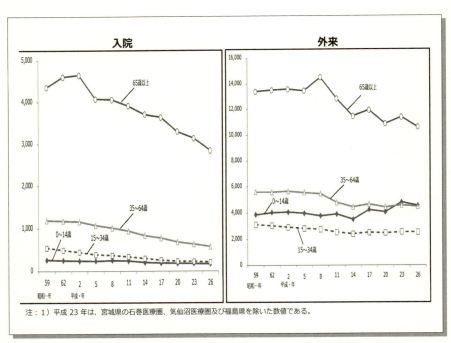

図17　年齢階級別にみた受療率（人口10万対）の年次推移
　　　（厚生労働省　2014年患者調査より）

なった時に行くところであり、病気を治療するために、「治してもらうために行くところ」に変化しているのです。この病状、苦しい症状を診断・治療して治してくれるところとして病院に行くのです。しかし、特に高齢の患者さんにとって、時として病気は生命を奪う怖いものであり、それでも「何とかして治してもらいたい」と思うでしょう。特に病状の重い人たちは、怖いながらも大きな期待を持って病院の門をくぐるのです。一方、病院側はというと、大きな信頼がおけると思われている大病院ほど、臓器別専門医がその専門性を活かして、積極的に病気を治そうと一生懸命になってくれます。

　急性期病院のイメージは、臓器別専門医が重い病気やがん等を見事に治療して病状を改善させてゆく、実にやりがいのある仕事であると思います。ただし、これらの治療にすべての患者さんが耐え、回復できるとは限りません。

　体力・筋力の衰えた高齢者は、1つの臓器だけでなく、いくつもの臓器が同時に悪くなっている場合が多くあります。例えば脳梗塞を発症し、救急搬送された高度急性期病院では、脳神経外科の先生が主治医としてその患者さんの治療を受け持つでしょう。しかし、脳梗塞の治療にのみ対応していては別の臓器や身体全体の状態がどんどん悪化してしまう場合が多いのです。

　本来なら、主病名を担当する臓器別専門医以外に、特に高齢患者さんには全身状態を見て総合的な治療をしてくれる総合診療医が診てくれたらよいのですが、総合診療医になることを希望する医師は少ない上に、総合診療医を教育養成する病院も多くはありません。こうして急性期病院での治療でかえって身体環境は悪くなり、全身状態が悪化してしまうと、入院も長期となり、急性期病院から追い出されるように慢性期病院に紹介入院されてくるのです。

### （16病院）新入院患者の検査値の異常値割合

2010年1月から2018年10月に、当院を含む計16病院に入院した患者50,202名の、入院時検査における検査値の異常値割合

|  | 患者数(人) | 割合（%） | 一番悪い値 |
| --- | --- | --- | --- |
| BUN 20.1以上 | 19,962 | 39.8% | 225.9 |
| Na 136未満 | 14,658 | 29.2% | 95.0 |
| Na 146.1以上 | 1,323 | 2.6% | 186.5 |
| ALB 3.8未満 | 29,682 | 59.1% | 1.4 |
| TCHO 130未満 | 8,572 | 17.1% | 21 |
| GLU 111以上 | 30,707 | 61.2% | 1,122 |
| Hb | 26,540 | 52.9% | 2.3 |
| 再掲 （男性）12.0未満 | 12,010 | 56.0% | 2.3 |
| 再掲 （女性）11.3未満 | 14,530 | 50.5% | 2.6 |

急性期病院から入院してきた患者さんの多くが脱水や低栄養、電解質異常、高血糖などの異常を多数抱えている。

図18　（16病院）新入院患者の検査値の異常値割合
（平成医療福祉グループ調査より）

　私の関係する全国の16の病院の、2018年の10月までの8年間に急性期病院等から入院された50,202人の患者さんの入院時の血液検査を見ると、なんとひどいことに低栄養や高血糖状態の患者さんが6割を占めています。さらに貧血、脱水状態の患者さんも半数近くいます**（図18）**。

　このように、1つの臓器だけでなく、多くの臓器の病変が絡み合って、複雑化した患者さんの治療は本当に難しいのです。患者さんは高齢で脆い状態で、心臓も腎臓も肝臓も悪くなっていることも多く、投薬なども、細心の注意を払い、一方で十分な栄養や水分を投与しなければなりません。

　大学病院をはじめ、高度急性期医療を提供している大病院でも、入院患者さんの平均年齢は、ほとんどの病院で70歳を超えています。ほんの10

第1章 なぜ今、介護医療院なのか

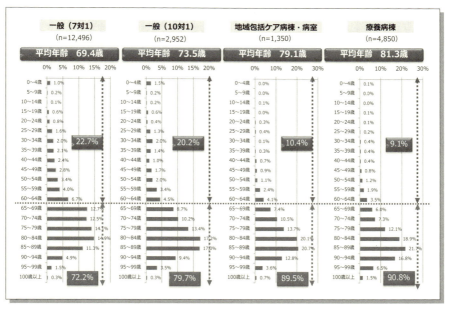

図19 一般病棟（7対1、10対1）、地域包括ケア病棟、療養病棟入院患者の年齢階級別分布
（2017年11月9日 2017年度第12回入院医療等の調査・評価分科会資料より一部加筆）

年、20年前と現在では入院患者さんの年齢層は変わってしまったのです。実際に7対1一般病床の入院患者さんの年齢階級別分布をみると、65歳以上の高齢者が72.2％を占め、60歳以上となれば、ほぼ80％に達しています（図19）。

　日本の高齢化は疾病構造の変化を通じて必要とされる医療の内容にも変化をもたらしました。すなわち、これまでは主病名の治療を行い、治癒を目指す「病院完結型」医療が提供されてきましたが、日本の医療技術の向上により平均寿命は延伸し、複数の疾病、慢性疾患を抱える高齢者を中心に、その絡み合った複雑な病態を1つ1つ解きほぐし、病気になる前の日常生活へ戻すためのリハビリテーションを行い、住み慣れた地域へ帰すことを目指す「地域完結型」医療への転換が求められているのです。

　また、私の著書「こうすれば日本の医療費を半減できる」（中央公論新社、2017年）でも述べさせていただきましたが、世界に誇る日本の医療システムは、無駄が多すぎます。超少子高齢化社会において、増え続ける日本の国民医療費をいかに減らすかが、喫緊の最重要課題であり、改革すべき点はたくさんあるのです。

　現在、わが国の医療機関の病床数は約155万床ありますが、2014年患者調査によると、これらの病床に約132万人が入院しています。このうち、約67万人が75歳以上の後期高齢者で占められています。そして、現在は時期によるものの、約30万床が空いています。療養病床は90％程度の稼働率で患者さんが入院していますが、一般病床では75％程度しか入院していません。入院期間が短いはずの急性期とされる一般病床の数が、入院期間の長い慢性期の療養病床の3倍もあること自体おかしなことなのです。わが国は世界一の長寿国です。そして日本人が外国人より多く病気に罹っているわけではありません。現在、病院病床は約30万床が空いていて、2000年の介護保険制度創設後、20年足らずで約120万床の居住系

第1章 なぜ今、介護医療院なのか

### 種類別にみた施設数及び病床数

| | 施設数 2018年7月 | 2018年6月 | 増減数 | | 病床数 2018年7月 | 2018年6月 | 増減数 |
|---|---|---|---|---|---|---|---|
| 総数 | 178,901 | 178,898 | 3 | 総数 | 1,645,000 | 1,646,499 | △ 1,499 |
| 病院 | 8,378 | 8,379 | △ 1 | 病院 | 1,549,624 | 1,550,827 | △ 1,203 |
| 精神科病院 | 1,056 | 1,056 | ー | 精神病床 | 329,862 | 330,049 | 187 |
| 一般病院 | 7,322 | 7,323 | △ 1 | 感染症病床 | 1,882 | 1,882 | ー |
| 療養病床を有する病院（再掲） | 3,747 | 3,751 | △ 4 | 結核病床 | 4,782 | 4,802 | △ 20 |
| 地域医療支援病院（再掲） | 568 | 567 | 1 | 療養病床 | 321,509 | 322,781 | △ 1,272 |
| | | | | 一般病床 | 891,589 | 891,313 | 276 |
| 一般診療所 | 101,902 | 101,890 | 12 | 一般診療所 | 95,315 | 95,611 | △ 296 |
| 有床 | 6,968 | 6,996 | △ 28 | | | | |
| 療養病床を有する一般診療所（再掲） | 854 | 857 | △ 3 | 療養病床（再掲） | 8,595 | 8,632 | △ 37 |
| 無床 | 94,934 | 94,894 | 40 | | | | |
| 歯科診療所 | 68,621 | 68,629 | △ 8 | 歯科診療所 | 61 | 61 | ー |

厚生労働省　医療施設動態調査（2018年7月末概数）より

### 入院患者数（厚生労働省　2014年患者調査より）

| 入院患者数 | 総数 | 一般病床 | 療養病床 | 精神病床 | 感染症病床 | 結核病床 |
|---|---|---|---|---|---|---|
| 総数 | 1,318,800 | 699,200 | 282,700 | 288,600 | 100 | 2,400 |
| うち75歳以上 | 669,400 | 353,100 | 229,800 | 85,100 | 0 | 1,400 |

図20　日本の病床数と入院患者数

|  | アメリカ | イギリス | ドイツ | フランス | スウェーデン | 日本 |
|---|---|---|---|---|---|---|
| 人口千人当たり総病床数 | 3.1 *1 | 2.8 | 8.3 | 6.3 | 2.6 | 13.4 |
| 人口千人当たり急性期医療病床数 | 2.6 *1 | 2.3 | 5.4 | 3.4 | 2.0 | 7.9 |
| 人口千人当たり臨床医師数 | 2.5 *2 | 2.8 | 4.0 | 3.3 # | 3.9 *2 | 2.3 |
| 病床百床当たり臨床医師数 | 79.9 *1 | 97.7 | 47.6 | 48.7 # | 148.7 *2 | 17.1 |
| 人口千人当たり臨床看護職員数 | 11.1 # | 8.2 | 11.3 *2 | 8.7 # | 11.1 *2 | 10.5 |
| 病床百床当たり臨床看護職員数 | 371.4 # | 292.3 | 138.0 *2 | 143.6 # | 420.2 *2 | 78.9 |
| 平均在院日数 | 6.1 *2 | 7.2 | 9.2 | 9.1 *2 | 5.8 | 31.2 |
| 平均在院日数（急性期） | 5.4 *2 | 5.9 | 7.8 | 5.1 | 5.6 | 17.5 |
| 人口一人当たり外来診察回数 | 4.0 *1 | 5.0 *3 | 9.7 | 6.7 | 3.0 *2 | 13.0 *2 |
| 女性医師割合（%） | 32.7 *2 | 45.7 | 43.7 | 42.1 | 46.2 *2 | 19.6 |
| 一人当たり医療費（米ドル） | 8,745 | 3,289 | 4,811 | 4,288 | 4,106 | 3,649 *1 |
| 総医療費の対GDP比（%） | 16.9 | 9.3 | 11.3 | 11.6 | 9.6 | 10.3 |
| OECD加盟諸国間での順位 | 1 | 16 | 5 | 3 | 12 | 10 |
| 平均寿命（男）（歳） | 76.3 *2 | 79.1 | 78.6 | 78.7 | 79.9 | 79.9 |
| 平均寿命（女）（歳） | 81.1 *2 | 82.8 | 83.3 | 85.4 | 83.6 | 86.4 |

（出典）：OECD Health Data 2014 OECD Stat Extracts
注1「*1」は 2010 年のデータ 「*2」は 2011 年のデータ 「*3」は 2009 年のデータ。
注2「#」は実際に臨床にある職員に加え、研究機関等で勤務する職員を含む。
注3 一人当たり医療費(米ドル)については、購買力平価である。

図21　医療分野についての国際比較（2012年）
（厚生労働省ホームページより）

施設ができています。そうなると病院病床はもっと少なくてもよいのではないでしょうか（**図 20**）。

　日本は諸外国に比べて人口当たりの病床数が多く、病床当たりの医師・看護師の数が少ないことで知られています（**図 21**）。病院病床を減らすことができれば、看護・介護職員不足も解消され、空床も減り、適切な病院運営が期待できます。

　これまで医療業界は、国の制度によって守られ続けてきました。しかし、団塊の世代が 75 歳以上の後期高齢者になる 2025 年がもうそこまで近づいて来ているのに、いつまでもぬるま湯につかりっぱなしでいたものだから、「改革は嫌だ」「現在のままが最良だ」「激変は医療崩壊をもたらすぞ」等といい、思考回路が麻痺して運営し続けられたのです。日本に国力が維持され、高齢化が進行していない間は医療に少々の冗漫な部分があろうとも、その不効率性を飲み込んでしまう余裕が厚生官僚にも財務省にもあったかもしれません。しかし、2008 年より世紀来、日本が初めて経験する人口の自然減、すなわち年間死亡者数が年間出生数を上回る事態を目の当たりにして、もはやそんな余裕はありません。人口の減少する国に今以上の発展は望めません。世の中の流れや必然性に伴う未来は、どんな為政者でも変えられるものではありません。一般産業でも賢明な企業はそれらを理解して決め打ちなどせずに敏感に状況判断しています。医療の世界だけが所属団体を盲信して何も自ら動こうとせず、果たして生き延びることはできるのでしょうか。ダーウィンは「最も強い者が生き残るのではなく、最も賢い者が生き延びるのでもない。唯一生き残るのは、変化できる者である」という有名な言葉を残していますが、まさにその通りです。当然その世の中に生きている者は、その変化についていかなければ生き延びることはできません。

　ただし、これからまだしばらくの間は、高齢者が増加し続けます。現在

も都会のほうでは、居住系施設の増設がなされていますが、地方部は既存の居住系施設でも空床が目立っています。東京でも高齢者の入院に対して、部屋代やお世話料を多く支払って入院していた時代もありましたが、今では、評判の悪い病院等は特に入院患者さんが減っていき、全国統一医療費制度の下では、都会の病院は保険外費用が取れなければ、経営は立ち行きません。土地代、建築費、人件費など、すべてにおいて地方部より高いにもかかわらず、地方部と同じ医療費では、都会では病院経営はできません。

　以上の理由から、一部の高度急性期病院以外の病院では、空床が目立つようになり、倒産する病院も出てきています。病院病床でどんどん空床が増え続ける一方で、都会の一部の特養はまだまだ不足し、入所待ち希望者がいる状況です。だからといって新たに施設を建築するには莫大な費用が掛かります。

　そこで私は、全国の約30万床の空いている病院病床を介護施設に転用して何とか利用する方法はないものだろうかと思案し、今から3年以上前の2015年に、空いている病院病床を院内施設として、SNR（Skilled Nursing Residence）やHCF（Hospital Care Facility）に転換することを提案しました（**図22, 23**）。提案当初のイメージは、空いた病院病床を院内施設として既存の資源を有効活用するというもので、今回創設された介護医療院と同じようなものでした。ただし、私は当初、施設長には医師ではなく、特定行為研修を修了した看護師を配置することを考えていました。それは、院内の施設なので、患者さんに何かあればすぐに病院にいる医師が駆け付けることができるからです。

第1章　なぜ今、介護医療院なのか

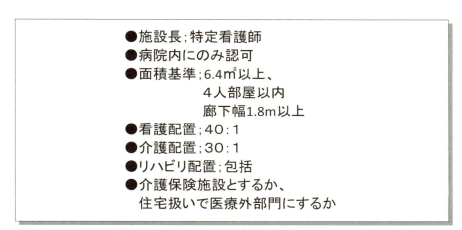

図22　SNRの条件案

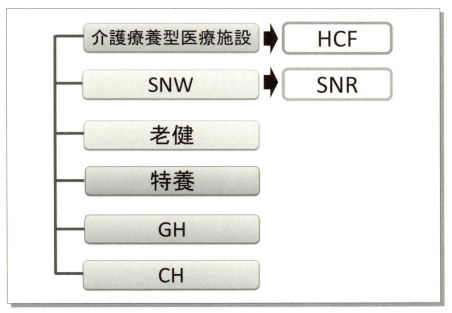

図23　病院内施設として認めてもよい機能

## ACPの定義

　今後ますます後期高齢者は増えてゆきます。何と2018年から2025年まで400万人近くも増加するのです。高齢化が進めば死亡者数もどんどん増えてゆきます。2030年には年間死亡者数が160万人を超えるのではないかといわれています。2017年の年間死亡者数が約134万人でしたので、2030年には2017年よりも約30万人以上も多く亡くなるということです。団塊の世代が一斉に75歳以上を迎え、その先にはいずれ死を迎えます。病院病床数が削減され、病院で死ねないとなると、このままでは最期を迎える場所がなくなります。そこで人生の最期をどこで、どのようにして迎えるか、さまざまな議論が繰り広げられています。

　2018年3月に改訂された厚生労働省による「人生の最終段階における医療の決定プロセスに関するガイドライン」には、近年諸外国で普及しつつあるアドバンス・ケア・プランニング（以下、ACP）の概念が盛り込まれています。

　ACPの定義について、「人生の最終段階の治療・療養について（話し合いの時期は人生の最終段階に限ることなく）患者・家族と医療従事者があらかじめ話し合う自発的なプロセス」と示されています。

　これまでにも、「リビング・ウィル」すなわち、生前に自分の意思を書面に記しておくことや、「アドバンスディレクティブ」（事前指示書：「ある患者さんあるいは健常人が、将来自らが判断能力を失った際に自分に行われる医療行為に対する意向を前もって意思表示すること」）といった概念はありましたが、いずれにせよ、自身が最期を迎えるに当たり、自ら受ける医療・ケアについて自分の意思を明確に示しておくものです。そして、ACPは、患者さん自身のみで決めるのではなく、家族や患者さんが信頼

している人々、そして医療従事者とともに話し合うことが望ましいとされており、この点が「リビング・ウィル」や「アドバンスディレクティブ」との違いといえるでしょう。

　2018年の診療報酬改定では、医療療養病床、地域包括ケア病棟において、厚生労働省の「人生の最終段階における医療の決定プロセスに関するガイドライン」等の内容を踏まえた看取りに関する指針を定めることを規定しています。そこで、これらの病床を有する医療機関では、それぞれの医療機関において、患者さんの状態に応じて、終末期を迎えるにあたって受けたい医療について話し合う場を設けることとしています。

　では、終末期とはどの時期のことを指すのでしょうか。日本医師会が「終末期医療のガイドライン2009」の中で示している広義の「終末期」とは、「担当医を含む複数の医療関係者が、最善の医療を尽くしても、病状が進行性に悪化することを食い止められずに死期を迎えると判断し、患者もしくは患者が意思決定できない場合には患者の意思を推定できる家族等が「終末期」であることを十分に理解したものと担当医が判断した時点から死亡まで」とされています。つまり終末期の定義とは、各病院、各医師によってそれぞれ異なるのです。だから、高齢患者さんで食欲がない場合にも、適切な水分と栄養を投与することにより回復する患者さんは多く見受けられます。このような患者さんを終末期とはいえません。十分な治療ができない病院ほど、「終末期」という言葉に逃げているのではないかと思うことがあります。本人の寿命を超えて延命させる必要はありませんが、急性期から始まる治療の副作用として発生する医原性身体環境破壊は人為的に寿命を短縮させられているものなので、治せる病態は治し、本来の寿命に戻してあげるべきです。

　社会生産的に考えて、若くても重度の障害者や高齢の寝たきり患者さんなどを「終末期」からACPに言い換えていこうとしているのではないか

と思うことがあります。例えば腎不全の患者さんには透析を実施します。しかし、嚥下機能障害患者さんに対して胃に穴をあける胃瘻造設を行えば非難されます。障害の場所の違いにより治療することが正しいといわれたり、余分な延命であるといわれたりするのはなぜでしょうか。正直、医学的根拠はないのではないでしょうか。難しい話になりますが、脳血管障害でも内包の障害では、片麻痺を発症することが多く、リハビリテーションをどんどん行っていきます。しかしながら延髄の小血管の循環不全による仮性球麻痺による「嚥下障害」の治療法である胃瘻造設には反対されるのです。これが「食道がん」の場合は非難されることなく胃瘻造設が行われています。いったい何が異なるのでしょうか。寝たきりでぼーっとしている患者さんを生かしておいて何になるのだ、と思っている医師も中にはいるかもしれません。そのような方はよほど健康に自信があるのでしょう。しかし、このように強者が弱者を見下した結果、無差別殺傷事件などが発生したのです。強者は弱者を労り、保護し、引き上げて、皆が平等に平均的な生活水準に近づけていくという自然発生的なコンセンサスが文明国家には必要であり、常識でなければならないと思える国民が多くいて欲しいものです。

　ところで、公益財団法人日本ホスピス・緩和ケア研究振興財団が実施した「ホスピス・緩和ケアに関する意識調査2018」によると、終末期の希望について、自分で意思決定が困難な場合に意思決定をゆだねたい人とどの程度話し合っているかの問いに対し、「話し合ったことはない」と答えた人が57％もいることがわかったそうです。

　元気なうちに、終末期の希望について考え、話し合って出した答えが、必ずしも終末期を迎えた時の自分自身の希望と一致するとは限りません。もちろん誰でも長生きはしたいけど、苦しい、痛い、辛い毎日が続くのは嫌だと思います。だからそんな状態になるのなら、延命措置はしないで欲しいと思いたくなるでしょう。しかし医療現場では、そんな状態になる

と、意識のある患者さんのほとんどは、助けて欲しい、治してほしいと希望されることが多いのです。そんな時に、その患者さんに対して「元気な時に、終末期の延命治療を望まないと宣言しているから、当院では何もいたしません」と、意識のある患者さんに説明できますか。そのような対応をする病院があれば、それは自院での積極的な治療とその責任から逃れようとしているだけであり、病院とはいえません。ACPは、健康状態や患者さんの生活状況が変わるごとに繰り返し行うべきであると示されており、医師をはじめとする医療従事者も交えて、患者さんの状態に応じて前もって患者さんの意向を確認しておくことは重要である、とされています。

　日本臨床倫理学会理事長の新田國夫氏は、ある雑誌のインタビューの中で、「終末期医療において何より尊重すべきは患者さん本人の選択であり、認知症などで本人の意志決定が困難であると思われる場合でも、安易に家族の意向に従うべきではない」と述べています。家族もいろいろおられます。高齢患者さんの年金を当てにしている人、逆に年金が少なくて入院費用が負担になっている人などさまざまです。新田氏は、医師は医学的視点から「本当に終末期なのか」「本人にとって治療の無益性は確実か」を考慮する必要があるとも述べておられます。つまり、少なくとも病院は治療する場であり、医学は患者さんの病態を改善するために存在するのです。少なくとも患者さんは良くなると思って受診しているので、私たち医療人はそんな患者さんの期待に応えなければならないはずなのです。どれだけ入院したか、どれだけ技術を尽くしたかではないのです。私たちは患者さんや家族の意向だけでなく、まずは医師としての本来の役割と医学的観点も踏まえた対応が重要です。

　以上のことからも、医師がすぐそばにいて、緊急時対応可能な施設である介護医療院は将来的にその活用が大いに期待できる施設であると思っています。

# 第2章
# 介護医療院とは何か

## 介護医療院の創設経緯

　この度、2018年4月に新設された介護医療院は、2018年3月末までで実質廃止された重症者の少ない25対1医療療養病床と介護療養病床の新たな転換先として創設されたものです。新しい介護保険施設ではありますが、現在は既存の介護療養病床や医療療養病床、介護療養病床から転換した老人保健施設〔介護療養型老人保健施設（以下、転換老健）〕からの転換しか認められていません。

　もともと療養病床は、第1章で述べたように、2006年に行われた診療報酬・介護報酬同時改定及び医療制度改革によって、患者さんの状態に応じた療養病床の再編成が改革の柱として位置づけられ、医療の必要性の高い患者さんは医療療養病床で受け入れ、高齢であり、医療の必要性の低い患者さんは、介護療養病床や老健等で受け入れることとして、介護療養病床の2011年度末での廃止が決定されていました。さらに医療法の見直しも行われ、療養病床における看護職員配置が6対1以上から4対1以上に引き上げられました。これは診療報酬上の基準で20対1に引き上げられたことになり、25対1医療療養病床は病院として運営できないことになります。そこで、2011年度末までは経過措置として、6対1（診療報酬上

の30対1）まで継続して認められることとなりました。

　その後、2011年度末まででの廃止が決まっていた介護療養病床は、老健等への転換が進んでいなかったこともあり、6年間の廃止期限延長が行われ、2017年度末までに延長され、これに合わせて医療療養病床の看護職員配置基準の経過措置も延長されました。

　現在、地域医療構想の策定をはじめ2025年に向けた医療・介護提供体制の一体的な整備が進められていますが、そのような状況下において、2017年度末までに廃止期限を迎える介護療養病床と25対1医療療養病床に対する早期対応が求められ始めました。厚生労働省は2015年7月から療養病床の在り方等に関する検討会を開催し、さまざまな議論を行い、取りまとめられた報告書の中で、介護療養病床と25対1医療療養病床の利用者のイメージを以下のように示しました（**図24～27**）。

- 現行の利用者の平均年齢は、介護療養病床、医療療養病床（25対1）のいずれにおいても80歳強であり、僅かながら、医療療養病床（25対1）においては40歳未満の者も存在しているものの、高齢者が大宗を占める。また、介護の必要性について、医療療養病床（25対1）においては、要介護申請を行っていない者がいるものの、これらを除けば、介護療養病床を含め、要介護度4以上の者が大宗である。
- 平均在院日数は、特に介護療養病床において長期にわたっており、介護療養病床においては死亡退院が最も多く、医療療養病床（25対1）においても自宅退院に次いで死亡退院が多い。
- 介護療養病床や医療療養病床（25対1）では、医療療養病床のうち、看護人員配置が診療報酬上の基準で20対1のものよりも、比較的医療の必要性が低い者を受け入れている。また、こうした医療の必要性の低い者の中でもその病態はさまざまで、容体が急変するリスクを抱える者もいると考えられる（療養病床・慢性期医療の在り方の検討に

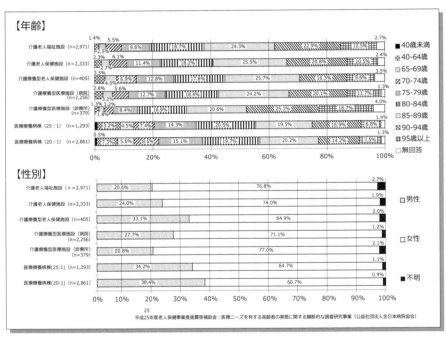

図 24　入院患者／入院者の年齢・性別
　　　（2016 年 1 月 15 日　第 7 回療養病床の在り方等に関する検討会資料より）

第 2 章　介護医療院とは何か　　49

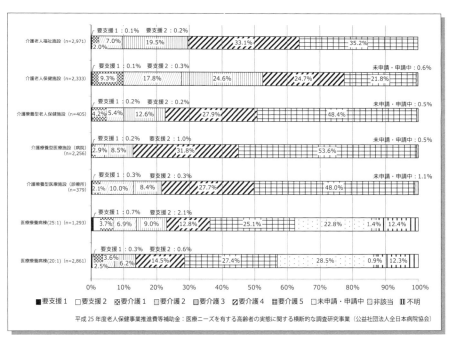

図 25　入院患者／入所者の要介護度
　　　　（2016 年 1 月 15 日　第 7 回療養病床の在り方等に関する検討会資料より）

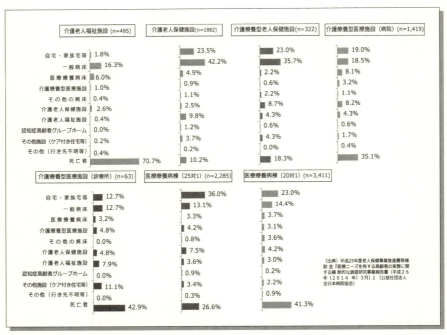

図 26　退院／退所後の行き先
　　　（2016 年 1 月 15 日　第 7 回療養病床の在り方等に関する検討会資料より）

第 2 章 介護医療院とは何か

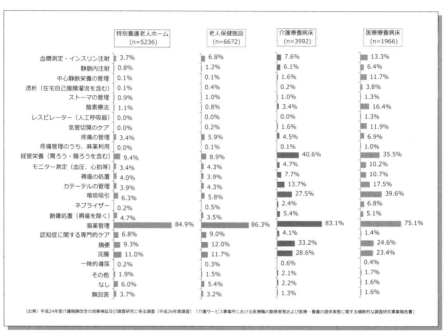

図27 現在受けている治療(複数回答)
(2016年1月15日 第7回療養病床の在り方等に関する検討会資料より)

向けて～サービス提供体制の新たな選択肢の整理案について～引用)。

以上のことから考えられることは、介護療養病床も 25 対 1 医療療養病床も入院患者さんの状態は少なからず類似しており、重症患者さんが多いわけではないということで、病院である必要はないということなのです。

新たな選択肢を検討するにあたって、介護療養病床と 25 対 1 医療療養病床の利用者増とそれに即した機能(サービス)の明確化が必要であるということで、具体的に

・利用者の生活様式に配慮し、長期に療養生活を送るのにふさわしいプライバシーの尊重、家族や地域住民との交流が可能となる環境整備
・経管栄養や喀痰吸引等を中心とした日常的・継続的な医学管理や充実した看取りやターミナルケアを実施する体制

が求められたのです。

そして 2016 年 6 月 1 日から慢性期医療・介護のニーズに対応するための療養病床の在り方等を議論するため、「療養病床の在り方等に関する特別部会」が開催され、私も委員として参加し、新たな施設類型の制度枠組みについて議論を重ねてきました。具体的には、新たな施設類型は、「要介護高齢者の長期療養・生活施設」として、これまで介護療養病床が担ってきた「医療」「介護」機能を併せ持ち、さらに「住まい」としての生活機能を重視させ、1 床当たりの面積確保、そしてプライバシー環境の確保のために「個室」対応の声が参加した委員からも多く上がりました。確かに「個室」であることが最も望ましいところではありますが、既存病院等からの転換のことを考慮し、多床室であっても、家具やパーテーションなどで間仕切りをするなどして配慮することとしました。

また、一般病床からの転換や新設についての要望の声が上がりました。私としては、空床の目立っている一般病床からの介護医療院への転換に大賛成でしたが、まずは介護療養病床および 25 対 1 医療療養病床など廃止

| | |
|---|---|
| 介護医療院の定義<br>（介護保険法<br>第8条29項） | 介護医療院とは、要介護者であって、主として長期にわたり療養が必要である者に対し、施設サービス計画に基づいて、療養上の管理、看護、医学的管理の下における介護及び機能訓練その他必要な医療並びに日常生活上の世話を行う事を目的とする施設。 |
| 介護医療院の基本方針<br>（介護医療院の人員、施設及び設備並びに運営に関する基準（平成30年厚生省令第5号）第2条） | a. 介護医療院は、長期にわたり療養が必要である者に対し、施設サービス計画に基づいて、療養上の管理、看護、医学的管理の下における介護及び機能訓練その他必要な医療並びに日常生活上の世話を行うことにより、その者がその有する能力に応じ自立した日常生活を営むことができるようにするものでなければならない。 |
| | b. 介護医療院は、入所者の医師及び人格を尊重し、常に入所者の立場に立って介護医療院サービスの提供に努めなければならない。 |
| | c. 介護医療院は、明るく家庭的な雰囲気を有し、地域や家庭との結びつきを重視した運営を行い、市町村、居宅介護支援事業者、居宅サービス事業者、他の介護保険施設その他の保健医療サービス又は福祉サービスを提供する者との密接な連携に努めなければならない。 |

図28 介護医療院の役割
（みずほ情報総研株式会社 介護医療院開設に向けたハンドブックより）

期限の迫る病床の転換優先ということになりました。

これまで介護療養病床で担ってきた役割の一つである「看取り・ターミナル機能」について、私は、病院・施設ごとに「ターミナルケア」の定義が異なるという現状に対して重要な問題であると考え、発言しております（42ページ参照）。

度重なる議論の結果をまとめ、いよいよ2017年6月2日、「地域包括ケアシステムの強化のための介護保険法等の一部を改正する法律」が公布され、介護保険法が改正されたことに伴い、新たな介護保険施設として、「介護医療院」は創設されました。

改めて介護医療院は、「要介護者であって、主として長期にわたり療養が必要である者に対し、施設サービス計画に基づいて、療養上の管理、看

| 老健算定区分にかかるチェック項目 | | | | | |
|---|---|---|---|---|---|
| <算定要件等> | 超強化型<br>在宅復帰・在宅療養支援機能加算Ⅱ | 在宅強化型 | 加算型<br>在宅復帰・在宅療養支援機能加算Ⅰ | 基本型 | その他型 |
| 在宅復帰・在宅療養支援等指標（最高値：90） | 70以上 | 60以上 | 40以上 | 20以上 | 20未満 |
| 退院時指導等 | 要件あり | 要件あり | 要件あり | 要件あり | 左記の要件を満たさない |
| リハビリテーションマネジメント | 要件あり | 要件あり | 要件あり | 要件あり | |
| 地域貢献活動 | 要件あり | 要件あり | 要件あり | 要件なし | |
| 充実したリハ | 要件あり | 要件あり | 要件なし | 要件なし | |

図29　老健算定区分にかかるチェック項目

護、医学的管理のもとにおける介護及び機能訓練その他必要な医療並びに日常生活上の世話を行うことを目的とする施設」とされ、医療法における「医療提供施設」として位置づけられ、医療の必要な要介護高齢者の長期療養・生活施設としての性格も併せ持つものとされています（**図 28**）。

　これでは老健とあまり変わらないのではないかと思うことがあります。これについて、厚生労働省老健局老人保健課の西嶋康浩氏は社会保険旬報（No.2714　2018年6月11日）の中で次のように述べています。
「介護保険法改正において、老健については『要介護者であって、主としてその心身の機能の維持回復を図り、居宅における生活を営むことができるようにするための支援が必要である者に対し施設サービス計画に基づいて、看護、医学的管理の下における介護及び機能訓練その他必要な医療並びに日常生活上の世話を行うことを目的とする施設』と新たに定義したことを鑑みれば、同様に、医療を内包した介護保険施設（医療法における医療提供施設）でありながら、介護医療院と老健の基本的な考え方は異なっている。」

　私としては、今後、老健という介護保険施設をどのようにしていきたいのか、在宅復帰施設としての役割のみに限定した機能を進化させていきた

## 在宅復帰・在宅療養支援等指標

下記評価項目（①～⑩）について、項目に応じた値を足し合わせた値（最高値:90）

| 項目 | 内容 | | | |
|---|---|---|---|---|
| ①在宅復帰率 | 在宅復帰した退所者の割合 | | | 20点 |
| | 50%超 → 20点 | 30%超50%以下 → 10点 | | 30%以下 → 0点 |
| ②ベッド回転率 | 30.4を平均在院日数で割った数 | | | 20点 |
| | 0.1以上 → 20点 | 0.05以上0.1未満 → 10点 | | 0.05未満 → 0点 |
| ③入所前後訪問指導割合 | 入所30日前から入所7日後までの間に、退所後の療養場所（入所者宅など）を訪問し、それを踏まえた「退所までの計画」（施設サービス計画）などを策定した入所者の割合 | | | 10点 |
| | 30%以上 → 10点 | 10%以上30%未満 → 5点 | | 10%未満 → 0点 |
| ④退所前後訪問指導割合 | 退所30日前から退所30日後までの間に、退所後の療養場所（入所者宅など）を訪問し、退所者家族らを指導した入所者の割合 | | | 10点 |
| | 30%以上 → 10点 | 10%以上30%未満 → 5点 | | 10%未満 → 0点 |
| ⑤居宅サービスの実施数 | ▽訪問リハビリテーション▽通所リハビリテーション▽短期入所療養介護のうち、老健や併設する病院などで実施しているサービス数 | | | 5点 |
| | 3つすべて → 5点 | いずれか2つ → 3点 | いずれか1つ → 2点 | いずれも実施していない → 0点 |
| ⑥リハ専門職の配置割合 | リハビリテーションを担当する理学療法士等の人数（常勤換算）を入所者数で割った数 | | | 5点 |
| | 0.05以上 → 5点 | 0.03以上0.05未満 → 3点 | | 0.03未満 → 0点 |
| ⑦支援相談員の配置割合 | 支援相談員の人数（常勤換算）を入所者数で割った数 | | | 5点 |
| | 0.03以上 → 5点 | 0.02以上0.03未満 → 3点 | | 0.02未満 → 0点 |
| ⑧要介護4・5の割合 | 要介護4・5の入所者の割合 | | | 5点 |
| | 50%以上 → 5点 | 35%以上50%未満 → 3点 | | 35%未満 → 0点 |
| ⑨喀痰吸引の実施割合 | 過去3か月間に喀痰吸引が実施された入所者の割合 | | | 5点 |
| | 10%以上 → 5点 | 5%以上10%未満 → 3点 | | 5%未満 → 0点 |
| ⑩経管栄養の実施割合 | 過去3か月間に経管栄養が実施された入所者の割合 | | | 5点 |
| | 10%以上 → 5点 | 5%以上10%未満 → 3点 | | 5%未満 → 0点 |

図30　在宅復帰・在宅療養支援等指標

いのか、わかりにくく感じることがあります。老健は本来の役割を果たせていない施設による施設の特養化が懸念され、議論された結果、2018年度診療報酬・介護報酬同時改定において、基本報酬の算定構造が大きく変更され、「在宅強化型」「基本型」「その他型」に分けられ、在宅強化型の中に「超強化型」が、基本型の中に「加算型」が分かれ、転換型老健も含めて全部で5段階の評価となりました（図29）。この評価の指標として新たに設けられたのが「在宅復帰・在宅療養支援等指標」です（図30）。在宅復帰率やベッド回転率など、在宅復帰機能を評価する項目だけでなく、在宅生活をサポート（支援）できるサービス提供状況についても評価項目に含まれています。それぞれの老健はどの指標を満たせば上位指標を得ることができるか対策を立てて実行されていることと思います。

## 介護老人保健施設（老健）とは

　介護老人保健施設（老健）とは一体どんな施設なのでしょうか。1986年に老人保健法が改正され、創設されました。創設当初、「中間施設」として概ね3か月程度の入所で在宅に復帰することを目標にする人のためにできたのです。徳島市の博愛記念病院に老健を併設したのは1992年でしたが、すでに日本での初めての老健ができて5年が経過していました。そこでほかの老健との違いを出すために全室個室にしたのです。老健には、理学療法士（以下、PT）か作業療法士（以下、OT）を1人配置しなければなりませんでしたが、当時、施設長である医師よりも、PTやOTの採用が難しかったのです。当時はPT、OT合わせて日本にはまだ12,000人位しかいませんでしたので、噂によると高額給与を出してPT、OTの採用に奔走した施設があったようです。

　その後も猛烈な勢いで全国各地に老健は誕生しました。私のグループでも

現在 12 の老健を運営しています。現在、全国で約 37 万床となっています。

　老健は設置状況により、病院併設型や単独型などがありますが、それぞれ経営状況は全く異なります。例えば病院併設の場合、病院からの入所がほぼ約束されており、老健退所後の居住系施設も併設されている場合も多く、安定した運営がされているのではないかと思われます。さらに都市部や地方部などの施設の立地条件によっても条件は異なります。例えば、地方の過疎地における単独老健の場合、その地域に病院や特養などの居住系施設がなければ、老健がそれらの他の施設や病院の機能を代行せざるを得ないのです。そのような老健では、入所者の在宅復帰を目指しても、入所者が1人暮らしや老老家族では、要介護者が身体の状態が良くなっても、そう簡単には自宅へ帰れません。どうしても老健から退所してもらおうとすると、老健入所時の費用の倍に近い費用がかかるサービス付き高齢者向け住宅（以下、サ高住）などの施設に移るしかないことも多いのです。そうなると老健で入所するしか方法はありません。すなわち地域によっては、老健に対して特養のような終の棲家機能が求められているのです。

　また、老健によっては、在宅復帰機能を強化すればするほど、スタッフを多く雇い入れ、人件費はかさみ、入所者がいなくなっていきます。同じ老健といえども、立地条件や機能により、全く違う種類の老健が老健の中に混在しているのです。そのような中で、2018 年の改定ではすべての老健に対して従来の在宅復帰機能を求め、それ以外の機能では、施設運営できないような報酬にされてしまいました。全国老人保健施設協会（以下、全老健）は何の異議も訴えてなさそうですが、このままでは、老健は厳しい立場となり、廃業も止むなしです。さらにその上、今回の改定で老健は病院からの在宅復帰先として認められなくなりました。それは「老健自体が在宅復帰機能を持っているのだから、当然在宅でない」という正論に基づいていて、文句の言いようがありません。しかし、病院併設であって

も、2018年3月までは病院からの在宅復帰先施設として認められていたのに、認められなくなってしまったのです。

そうなれば、病院併設の老健も病院をあてにできません。自らが将来在宅復帰できそうな要介護者を地域から見つけ出して入所してもらい、「短期間で在宅に帰す」という任務を遂行しなければなりません。そうなると、併設老健にもベッドコントロールの能力のあるスタッフを配置し、一生懸命在宅復帰機能を保っていかなければなりません。しかしながら、全国の病院は平均20％の空床がある上に、療養病床ですら稼働率が90％を下回ってきているのです。急性期病院は急性期病院で、急性期指標により厳しく振り落とされようとしているので、病院も必死で生き残りをかけています。このような日本の大きな医療・介護改革の波を受けて、一番厳しいのが老健ではないでしょうか。

老健を閉鎖して、代わりにサ高住やグループホームに転換できないか、また老健ごと介護医療院に転換できないかの相談がどんどん日本中で湧き起こっているといっても過言ではありません。

今まで病院の在宅復帰先としてメジャーな位置を保っていた老健が在宅復帰先から外されて、その代わりに介護医療院が在宅復帰先となりました。病院の中にあり、今まで診てくれていた医師がすぐそばにいて、医療機器も整備されているし、病状が急変しても病院の中なのですぐ治療してくれる、こんな有難い施設が国民の支持を得ないほうがおかしいでしょう。

特養の団体ではすでに介護医療院発足に対して特養の入所者減を真剣に心配しています。老健に大きな変動がなければよかったよかった、と心配は杞憂に終わるでしょうが、全老健は何の心配もしていないようで、「在宅復帰施設機能」一本で十分やっていけるとのお考えですが、心配しているのは私だけではないと思います。

## 介護医療院の開設

　さて、介護医療院は誰もが開設できるというわけではありません。基本的には医療法人、公的医療機関と、既存の転換老健から介護医療院への転換による開設が認められています**（図31，32）**。また、介護療養病床と25対1医療療養病床からの移行が優先されるため、介護医療院の新設および一般病床からの移行については規制がかかり、少なくとも3年経過後となる見込みです。

　この規制について、介護保険制度では介護保険給付の円滑な実施のため、3年間を1期とする介護保険事業（支援）計画が市町村と都道府県によって策定されています。この中で各種介護保険サービスの整備量などを見込み、その整備量に基づいて3年間の介護保険料が設定されます。つまり、サービス整備量が増えると、より手厚いサービスが受けられるかもしれませんが、介護保険料の高騰につながります。そこで厚生労働省は、特養、老健、特定施設入居者生活介護などについて「必要利用定員総数・必要入所定員数」という上限を設け、これを超える場合には、介護保険法第94条第5項等に基づき、介護保険施設等の許可を市町村や都道府県知事等によって拒否することができます（いわゆる「総量規制」）。

　この度、第7期（2018年度から2020年度まで）の市町村介護保険事業計画及び都道府県介護保険事業支援計画を策定するに当たり、2017年8月10日に、厚生労働省介護保険課事務連絡の通知において、医療療養病床及び介護療養病床が、介護医療院、老健等に転換する場合には、必要入所定員総数の増加分を含まず、総量規制による許可等の拒否は基本的に生じないことを明確に示しました。しかしながら、小規模な市町村では、50床の医療療養病床を介護医療院に転換することにより、費用が増えること

## 介護医療院を開設できる者

**介護保険法（第107条第3項第1号）**
- 地方公共団体
- 医療法人
- 社会福祉法人
- その他厚生労働大臣が定める者

**その他厚生労働大臣が定める者（平成30年3月30日厚生労働省告示第181号）**

| | |
|---|---|
| 1 | 国 |
| 2 | 地方独立行政法人（平成15年法律第180号）第61条に規定する移行型地方独立行政法人 |
| 3 | 日本赤十字社 |
| 4 | 健康保険組合及び健康保険組合連合会 |
| 5 | 国民健康保険組合及び国民健康保険団体連合会 |
| 6 | 国家公務員共済組合及び国家公務員共済組合連合会並びに地方公務員共済組合及び全国市町村職員共済組合連合会 |
| 7 | 日本私立学校振興・共済事業団 |
| 8 | 全国厚生農業協同組合連合会の会員である厚生（医療）農業協同組合連合会 |
| 9 | 医療法（昭和23年法律第205号）第7条第1項の許可を受けて病院を開設している者（第1号から前号までに掲げる者を除く。） |
| 10 | 厚生労働大臣が介護医療院の解説者として適当であると認定した者（厚生労働大臣が認定した介護医療院を開設する場合に限る） |
| 11 | 厚生労働大臣が別に定める者 |

**厚生労働大臣が別に定める者**
（厚生労働大臣が定める介護医療院を開設できる者（平成30年厚生労働省第181号）第11号の規定に基づき、厚生労働大臣が定める者）
（平成30年3月30日厚生労働省告示第182号）

| | |
|---|---|
| 1 | 平成30年4月1日から平成36年3月31日までの間に療養病床からの転換を行う病院又は診療所の開設者 |
| 2 | 平成18年7月1日から平成30年3月31日までの間に医療療養病床又は指定介護療養型医療施設から転換を行って介護老人保健施設を開設した者 |

図31　介護医療院を開設できる者
　　　（みずほ情報総研株式会社　介護医療院開設に向けたハンドブックより）

【介護保険事業(支援)計画での取り扱い】
　第7期介護保険事業（支援）計画における療養病床、介護医療院等の取扱いに関する基本的考え方について、以下のとおり、都道府県宛に事務連絡を発出済み。

第7期介護保険事業（支援）計画における療養病床、介護医療院等の取扱いに関する基本的考え方
（平成29年8月10日　厚生労働省介護保険計画課事務連絡）

○　第7期計画において必要入所（利用）定員総数を定めるに当たっては、医療療養病床及び介護療養型医療施設が、介護医療院、介護老人保健施設、特別養護老人ホーム、特定施設入居者生活介護に転換する場合における必要入所（利用）定員総数の増加分を含まない。同様に、介護老人保健施設（平成18年7月1日から平成30年3月31日までに医療療養病床又は指定介護療養型医療施設から転換して許可を受けたものに限る。）が介護医療院に転換する場合における必要入所定員総数の増加分を含まない。

○　上記の取扱を踏まえ、介護保険法第94条第5項等に基づく介護保険施設等の許可等の拒否（いわゆる「総量規制」）は基本的に生じないと考えられる。

○　介護医療院の新設（一般病床からの移行等を含む。）については、総量規制の対象となるため、まずは医療療養病床及び介護療養型医療施設からの転換による対応を優先した上で、地域の高齢者のニーズや事業者の参入意向等を把握して必要入所定員総数を設定。

○　介護サービスごとの量の見込みについては転換分を含めて推計。
　医療療養病床及び介護療養型医療施設の転換見込みについては、各都道府県において転換意向調査を実施するとともに、都道府県・市町村の協議の場において議論。

図32　介護医療院（厚生労働省　介護医療院の概要より）

もあり、市町村によっては医療療養病床から介護療養病床への転換を許可していないところも見受けられます。やはり、人口が数千人程度の小さな市町村は、1つの施設が医療保険対応の医療療養病床から介護保険対応の介護医療院に転換することによって、その町の介護保険料が大きく増額されることは非常に大きな問題であり、都道府県の基金で調整するというレベルの問題ではありません。そこで、私は何度も厚生労働省の介護給付費分科会などで申しておりますが、介護保険の財政が非常に厳しくなる状況において、いつまでも小さい市町村で管理するのは、とても耐えられなくなるだろうと予想しておりました。国民健康保険の財政を市町村から都道府県に移すということが決まった時に、「介護保険の財政も移してはどうか」という意見を強く述べさせていただきましたが、その時はまだ賛同者は誰もいませんでした。実際の介護保険にかかる実務は市町村が行うとしても、財政規模は少なくとも国保と同じ都道府県にすべきだと思います。介護医療院は今後必ず増えていきます。病院のベッドに入院すると、1日の単価が非常に高いですが、介護医療院であれば病院よりも安くて済むでしょう。そうすれば国全体の予算としては少なくなります。ということは、この介護医療院という施設をこれからどんどん増やしていけば、新たな介護施設をつくらなくてもよいと思います。

　日本の医療費を効率化するためには、病床削減は必須です。必要以上に余分に病床があるから安易に使ってしまうのです。一般病床の空床を1日も早く介護医療院に転換できるようにすることです。

　一般病床も療養病床も1人当たりの病床面積は$6.4m^2$以上に統一されています。経過措置として残っている$4.3m^2$ 6人部屋などはすでに空床化が進んでいます。誰でも入院費用が一緒なら、好んで狭い、古い$4.3m^2$の6人部屋には入院したくありません。そこで、$4.3m^2$ 6人部屋をそのまま$6.4m^2$ 4人部屋にするのです。病室全体の面積を変更することなく、介護

医療院の面積基準に合わせることができます。

　今のところ一般病床から介護医療院への転換が認められるようになるのは3年後の2021年度からといわれていますが、現在改築を検討されている病院経営者の方々は、ぜひ検討いただきたいと思います。

## 介護医療院の施設基準

　介護医療院の施設基準について、病院では患者さんのベッドのことを「病床」と呼びますが、これに対し介護医療院は病院ではないので入所者さんのベッドのことを「療養床」と呼びます。病院病床は大きく5つ（精神病床・感染症病床・結核病床・療養病床・一般病床）に分類されますが、「療養床」は大きく2つに分けられます。

　主として長期にわたり療養が必要である方で、重篤な身体疾患を有する人や身体合併症を有する認知症高齢者の方々を受け入れる「Ⅰ型療養床」と、その他の「Ⅱ型療養床」です。介護医療院において、Ⅰ型療養床とⅡ型療養床の両方を併せ持つことができます。「Ⅰ型療養床」は、介護療養病床に相当する機能を有し、医師48対1、看護6対1、介護5対1の配置となっています。「Ⅱ型療養床」は老健施設相当以上の機能を有し、医師100対1、看護6対1、介護6対1の配置となっています。医師、看護・介護職員以外にも薬剤師やリハビリテーションスタッフ、栄養士、介護支援専門員（ケアマネジャー）、調理スタッフや事務員などの配置も必要となります（図33）。

　設備基準については、療養室、診察室、処置室、機能訓練室、談話室、食堂、浴室、レクリエーション・ルーム、洗面所、便所、サービス・ステーション、調理室、洗濯室または洗濯場、汚物処理室を設置することが求められています（図34）。

| | | 介護療養病床（病院）【療養機能強化型】 | | 介護医療院 | | | | 介護老人保健施設 | |
|---|---|---|---|---|---|---|---|---|---|
| | | | | 指定基準 | | 報酬上の基準 | | | |
| | | 指定基準 | 報酬上の基準 | 類型（Ⅰ） | 類型（Ⅱ） | 類型（Ⅰ） | 類型（Ⅱ） | 指定基準 | 報酬上の基準 |
| 人員基準（雇用人員） | 医師 | 48:1（病院で3以上） | — | 48:1（施設で3以上） | 100:1（施設で1以上） | — | — | 100:1（施設で1以上） | |
| | 薬剤師 | 150:1 | — | 150:1 | 300:1 | — | — | 300:1 | |
| | 看護職員 | 6:1 | 6:1 うち看護師2割以上 | 6:1 | 6:1 | 6:1 うち看護師2割以上 | 6:1 | 3:1（看護2/7） | 【従来型・強化型】看護・介護3:1 【介護療養型】看護6:1、介護6:1〜4:1 |
| | 介護職員 | 6:1 | 5:1〜4:1 | 5:1 | 6:1 | 5:1〜4:1 | 6:1〜4:1 | | |
| | 支援相談員 | | | | | | | 100:1（1名以上） | |
| | リハビリ専門職 | PT/OT:適当数 | — | PT/OT/ST:適当数 | | — | — | PT/OT/ST:100:1 | |
| | 栄養士 | 定員100以上で1以上 | — | 定員100以上で1以上 | | — | — | 定員100以上で1以上 | |
| | 介護支援専門員 | 100:1（1名以上） | — | 100:1（1名以上） | | — | — | 100:1（1名以上） | |
| | 放射線技師 | 適当数 | | 適当数 | | | | | |
| | 他の従業者 | 適当数 | | 適当数 | | | | 適当数 | |
| 医師の宿直 | | 医師:宿直 | | 医師:宿直 | | — | — | | |

注1：数字に下線があるものは、医療法施行規則における基準を準用　注2：背景が緑で示されているものは、病院としての基準　注3：基準はないが、想定している報酬上の配置。療養体制維持特別加算で介護4:1となる。

図33　介護医療院の基準（人員基準）
　　　（みずほ情報総研株式会社　介護医療院開設に向けたハンドブックより）

第 2 章　介護医療院とは何か

| 施設設備・構造設備 | | |
|---|---|---|
| 施設設備 | 療養室 | ・1 の療養室の定員は 4 人以下<br>・入所者 1 人当たりの床面積は 8m² 以上<br>・地階に設けてはならない<br>・1 以上の出入口は、避難上有効な空地、廊下又は広間に直接面して設けること<br>・入所者のプライバシーの確保に配慮した療養床を備えること<br>・入所者の身の回り品を保管することができる設備を備えること<br>・ナースコールを設けること |
| | 診察室 | 診察室は、次に掲げる施設を有すること<br>　1) 医師が診察を行う施設<br>　2) 喀痰、血液、尿、糞便等について通常行われる臨床検査を行うことができる施設（臨床検査施設※）<br>　3) 調剤を行う施設<br><br>※臨床検査施設は、人体から排出され、又は採取された検体の微生物学的検査、血清学的検査、血液学的検査、病理学的検査、寄生虫学的検査及び生理学的検査（検体検査）の業務を委託する場合にあっては、当該検体検査に係る設備を設けないことがで |
| | 処置室 | ・入所者に対する処置が適切に行われる広さを有する施設<br>・診療の用に供するエックス線装置（定格出力の管電圧（波高値とする。）が 10 キロボルト以上であり、かつ、その有するエネルギーが 1 メガ電子ボルト未満のものに限る。）<br>診察室と処置室は兼用することができる |
| | 機能訓練室 | 内法による測定で 40m² 以上の面積を有し、必要な器械及び器具を備えること。ただし、併設型小規模介護医療院にあっては、機能訓練を行うために十分な広さを有し、必要な器械及び器具を備えること。 |
| | 談話室 | 談話を楽しめる広さ |
| | 食堂 | 内法による測定で、入所者 1 人当たり 1m² 以上の面積を有すること |
| | 浴室 | ・身体の不自由な者が入浴するのに適したもの<br>・一般浴槽のほか、入浴に介助を必要とする<br>者の入浴に適した特別浴槽を設けること |
| | レクリエーション・ルーム | レクリエーションを行うために十分な広さを有し、必要な設備を備えること |
| | 洗面所 | 身体の不自由な者が利用するのに適したもの |
| | 便所 | 身体の不自由な者が利用するのに適したもの |
| | サービス・ステーション | — |
| | 調理室 | — |
| | 洗濯室又は洗濯場 | — |
| | 汚物処理室 | — |
| 構造設備 | 医療の構造設備 | 診療の用に供する電気、光線、熱、蒸気又はガスに関する構造設備、放射線に関する構造設備 |
| | 廊下 | 廊下幅：1.8 m、中廊下の場合は 2.7 m<br>※転換の場合、廊下幅：1.2 m、中廊下 1.6 m |
| | 耐火構造 | 原則、耐火建築物<br>(2 階建て又は平屋建てのうち<br>特別な場合は準耐火建築物)<br>※転換の場合、特例あり |

図 34　介護医療院の施設基準（厚生労働省　介護医療院の概要より）

## 施設・設備に関する基準

　療養室は、定員4名以下、1人当たり療養室床面積を8.0m$^2$以上とするものの、既存の建築物を転用する場合は、大規模改修までの間、床面積が6.4m$^2$以上に緩和されました。ただし、この場合、減算措置が講じられます。

　入所者の身の回り品を保管する設備やナースコールの設置は必須です。多床室の場合4人部屋まで認められますが、家具やパーテーション、カーテンなどの組み合わせにより、室内を区切って、入所者同士の視線などを遮断し、入所者のプライバシーを確保しなければなりません。カーテンのみで仕切られているに過ぎないような場合は、認められません。まさに長期療養生活を送りやすい空間づくりが求められているのです**（図35）**。

　また、診察室には臨床検査設備や調剤設備、処置室、エックス線装置などの付設が求められます。ほかにも廊下幅1.8 m以上（中廊下の場合は2.7 m以上）、療養室などが2階以上にある場合、屋内の手すりのついた直通階段とエレベーターを1つずつ設ける、療養室が3階以上にある場合には、避難階段を2つ以上設置するなどの基準も設定されています。

　なお、転換老健から介護医療院へ転換する場合は、以下のような緩和措置も認められています。

①近隣の医療機関との連携により介護医療院サービスの提供に支障がない場合、臨床検査施設、エックス線装置はなくてもよい。

②近隣の薬局との連携により介護医療院サービスの提供に支障がない場合、調剤のための設備はなくてもよい。

　また、療養病床や介護療養病床、転換老健から転換する場合は、大規模改修までの間、廊下幅1.2 m以上（中廊下は1.6 m以上）、屋内の直通階段を2つ以上設ける等の緩和措置が設けられています。

第 2 章　介護医療院とは何か

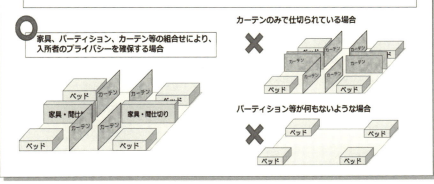

図35　療養室について（厚生労働省　介護医療院の概要より）

# 医療外付け型（居住スペースと医療機関の併設）について

　この度、介護療養病床および25対1医療療養病床の廃止に伴う新たな受け皿として介護医療院が新設されましたが、例えば、転換対象となる病床を、介護医療院よりさらに人員配置の少ない居住スペースに転換し、余った人員を残りの病床に手厚く配置することで、20対1医療療養病床や地域包括ケア病棟などに転換できるかもしれません。そこで、「療養病床の在り方等に関する検討会」や、私も委員として参加していた「療養病床の在り方等に関する特別部会」において医療外付け型サービスの検討を重ねてきました。そして厚生労働省は、2018年3月27日に、「病院・診療所と介護保険施設等との併設等について」の通知を発表しました。

　ここで示されている介護保険施設等とは、①介護医療院、②介護老人保健施設（老健）、③指定介護老人福祉施設（特養）、④その他の要介護者、要支援者その他の者を入所、入居、又は通所させるための施設、⑤サービス付高齢者向け住宅（サ高住）、⑥高齢者向け優良賃貸住宅、⑦生活支援ハウスが該当します。

　併設について、**図36**のように、既存の同一建物内に病院や診療所を設ける場合のみではなく、同一敷地内もしくは隣接する敷地内（公道を挟んで隣接する場合を含む）に病院・診療所と介護保険施設等を開設することを示しています。

　そして、これらの併設施設における設備の共用について、各施設の患者さん等に対する治療、介護その他サービスに支障がなければ、共用が認められていますが、次に掲げる施設等の共用は認められておりません。

　①病院又は診療所の診察室（1つの診療科で2つ以上の診察室がある場合、その1つの診療科の診察室を除く）と介護保険施設等の診察室（介護

第 2 章 介護医療院とは何か　69

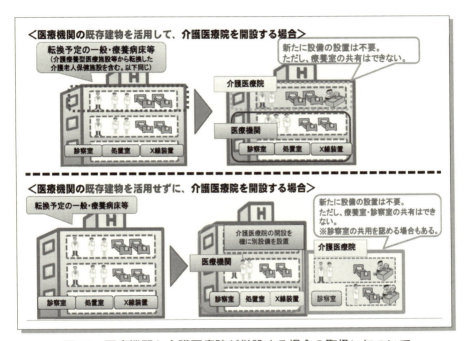

図36　医療機関と介護医療院が併設する場合の取扱いについて
　　　（厚生労働省　介護医療院の概要より）

医療院にあっては、医師が診察を行う施設をいう）又は医務室
　②手術室
　③処置室（機能訓練室を除く）
　④病院又は診療所の病室と介護医療院等の療養室又は居室
　⑤エックス線装置等
　なお、①③⑤について、病院又は診療所に併設される介護保険施設等が介護医療院の場合は、共用が認められています。
　ただし、①の診察室については、既存の病院又は診療所（介護療養病床から転換した老健を含む）の建物の一部を介護医療院に転用する場合に共用を認められるものであり、介護医療院に係る建物に新たに設置する場合は原則、共用は認められないものの、実情に応じて、個別に具体的に判断するものとされています。
　介護医療院は施設とはいっても病院・診療所との併設となりますので、入所者さんの急変時におけるレントゲン撮影や緊急検査などの対応が可能になります。しかしながら単独老健や特養では、これらの医療機器の設置が認められていないため、入所者さんの急変時にはこれらの施設ではレントゲン撮影も緊急の血液検査も実施することはできません。

## 人員に関する基準

　介護医療院の人員配置基準は、介護療養病床（療養機能強化型）相当のサービス（Ⅰ型）と老人保健施設相当以上のサービス（Ⅱ型）の2つのサービスが提供されるよう、定められています **(図37)**。
　図37の医療機関併設型介護医療院とは、病院又は診療所に併設（同一敷地内又は隣接する敷地においてサービスの提供、夜勤を行う職員の配置等が一体的に行われているものを指す）であり、併設型小規模介護医療院

第2章 介護医療院とは何か

| 人員配置<br>(指定基準) | 介護医療院<br>(Ⅰ) | 介護医療院<br>(Ⅱ) | 医療機関併設型<br>介護医療院<br>(Ⅰ) | 医療機関併設型<br>介護医療院<br>(Ⅱ) | 併設型小規模介護医療院<br>(Ⅰ・Ⅱ) |
|---|---|---|---|---|---|
| 医師 | 48対1<br>(施設で3以上) | 100対1<br>(施設で1以上) | 48対1 | 100対1 | 併設される医療機関が診療所の場合にあっては当該診療所の医師により、介護医療院の医師、薬剤師又はリハビリ専門職を置かないことができる |
| リハビリ専門職 | 適当数 | | 適当数 | | |
| 薬剤師 | 150対1 | 300対1 | 150対1 | 300対1 | |
| 看護職員 | 6対1 | | 6対1 | | 6対1 |
| 介護職員 | 5対1 | 6対1 | 5対1 | 6対1 | 6対1 |
| 栄養士 | 定員100以上で1人 | | 定員100以上で1人 | | 併設医療機関に配置されている栄養士により、介護医療院の栄養士を置かないことができる |
| 介護支援専門員 | 100対1 (施設で1以上) | | 100対1 (施設で1以上) | | 適当数 |
| 放射線技師 | 適当数 | | 併設施設に配置されている放射線技師により、介護医療院の放射線技師を配置しないことができる | | 併設医療機関に配置されている放射線技師により、介護医療院の放射線技師を配置しないことができる |
| 他の従事者 | 適当数 | | 併設施設と職員の業務や業務委託を行うこと等により、適正なサービスを確保できる場合にあっては、配置しない場合があっても差し支えない | | 併設施設との職員の業務や業務委託を行うこと等により、適正なサービスを確保できる場合にあっては、配置しない場合があっても差し支えない |

図37 介護医療院 人員配置基準（厚生労働省 介護医療院の概要より）

は、医療機関併設型介護医療院のうち、当該介護医療院の入所定員が19人以下のものをいいます。また併設型介護医療院は、病院又は診療所に1か所の設置とされています。

## ○医師

介護医療院における医師は常勤換算方法で、Ⅰ型介護医療院の場合、入所者48人に対して1人以上、Ⅱ型介護医療院の場合、100人に対して1人以上の配置が必要となります。

ただし、単独の介護医療院の場合は、Ⅰ型で最低3人、Ⅱ型で最低1人の医師の配置が必要です。

また、複数の医師が勤務する形態にあっては、これらの医師の勤務延べ時間数が基準に適合すれば差し支えありませんが、このうち1人は、入所者全員の病状等を把握し、施設療養全体の管理に責任を持つ医師を配置しなければなりません。

併設型小規模介護医療院における医師の配置については、併設される医療機関により当該併設型小規模介護医療院の入所者の処遇が適切に行われると認められる場合にあっては、置かないことができます。

## ○薬剤師

介護医療院における薬剤師は常勤換算方法で、Ⅰ型介護医療院の場合、入所者150人に対して1人以上、Ⅱ型介護医療院の場合、300人に対して1人以上の配置が必要となります。

併設型小規模介護医療院における薬剤師の配置については、併設される医療機関が病院であれば、医師又は薬剤師、そして併設される医療機関が

診療所の場合は、医師により当該併設型小規模介護医療院の入所者の処遇が適切に行われると認められる場合にあっては、置かないことができます。

## ○看護師・准看護師（以下、看護職員）

介護医療院における看護職員は常勤換算方法で、介護医療院の入所者6人に対して1人以上の配置が必要となります。なお、看護職員の場合、医師や薬剤師の配置とは異なり、Ⅰ型、Ⅱ型に関係なく、介護医療院の入所者全員の数で看護職員の配置数が決まります。

## ○介護職員

介護医療院における介護職員は常勤換算方法で、Ⅰ型介護医療院の場合、入所者5人に対して1人以上、Ⅱ型介護医療院の場合、6人に対して1人以上の配置が必要となります。

併設型小規模介護医療院における介護職員の配置については、介護医療院の入所者6人に対して1人以上の配置が必要となります。

また、看護職員を介護職員とみなすことができますが、この場合の看護職員については、看護職員として数えることはできません。

## ○理学療法士（PT）・作業療法士（OT）・言語聴覚士（ST）

介護医療院におけるリハビリテーション専門職員の配置は、介護医療院の実情に応じて適当数を配置することとなっています。

併設型小規模介護医療院におけるリハビリテーション専門職員の配置に

ついては、併設される医療機関が病院であれば、病院の医師又はリハビリテーション専門職員により、そして併設される医療機関が診療所の場合は、医師により当該併設型小規模介護医療院の入所者の処遇が適切に行われると認められる場合にあっては、置かないことができます。

ただし、特別診療費を算定するためには、算定に必要な配置をしておかなければなりません。

## ○栄養士

介護医療院における栄養士は、入所者100人以上であれば1人以上の配置が必要となりますが、同一敷地内にある病院などに栄養士がいることにより栄養指導等の業務に支障がなければ、兼務職員の配置が認められています。

併設型小規模介護医療院の場合、併設医療機関に配置されている栄養士により、当該併設型小規模介護医療院の入所者にサービス提供が適切に行われている場合は、置かないことができます。

ただし、「栄養マネジメント加算」等の加算を算定するためには、施設として1名の常勤の管理栄養士を配置する必要があります（82ページ参照）。

## ○介護支援専門員（ケアマネジャー）

介護医療院におけるケアマネジャーは、Ⅰ型・Ⅱ型にかかわらず、その業務に専ら従事する常勤職員1名以上を配置し、入所者100人を超えるごとに増員することが望ましいとされています。

また医療機関併設型介護医療院の場合は、入所者の処遇に支障がなければ併設する医療機関の職務に従事することができます。ただし、居住介護支援業者のケアマネジャーとの兼務は認められていません。

併設型小規模介護医療院の場合、入所者へのサービス提供が適切に行われれば、当該併設型小規模介護医療院の設置形態などの実情に応じた適当数の配置でよいとされています。

## ○診療放射線技師

介護医療院における診療放射線技師は、実情に応じて適当数を配置することとなっていますが、医療機関併設型および併設型小規模介護医療院の場合は、併設施設との職員の兼務により適正なサービス提供を確保できれば、置かないことができます。

## ○調理員、事務員、その他の従事者

介護医療院における調理員、事務員、その他の従事者は、介護医療院の設置形態等の実情に応じた適当数を配置することとされており、併設施設との職員の兼務や業務委託を行うことにより、適正なサービスを確保できる場合には、置かないことができます。

## ○夜間の職員配置について
《医師および看護・介護職員の夜勤体制について》

介護医療院における夜間の医師当直および職員配置について、看護職員及び介護職員については**図38**のように、Ⅰ型、Ⅱ型にかかわらず、1つの介護医療院の施設全体で入所者30人に対し、看護職員又は介護職員を1人以上かつ、最低2名以上、うち1名は看護職員を配置しなければなりません。これを満たさなければ減算対象となります。逆に、看護職員を加

配することで加算が得られます（81ページ参照）。

　これは介護医療院が医療を提供する施設として、看護職員の手厚い夜間配置を評価するということでしょう。

　併設型小規模介護医療院の場合は、当該併設型小規模介護医療院の入所者ならびに指定短期入所療養介護の利用者及び併設医療機関の入院患者の合計が19人以下で、併設医療機関で夜勤を行う看護職員又は介護職員の数が1人以上であれば、併設型小規模介護医療院において夜勤を行う看護職員又は介護職員を置かないことができます。

　続いて、介護医療院では、医師の宿直が必要になります**（図39）**。ただし、次のいずれかの場合であって、介護医療院の入所者に対するサービスの提供に支障がない場合には、医師の宿直を置かないことができます。

　①Ⅱ型療養床のみを有する介護医療院である場合

　②医療機関併設型介護医療院であり、同一敷地内又は隣接する敷地にある病院又は診療所との連携が確保されており、介護医療院の入所者の病変が急変した場合に、当該病院又は診療所の医師が速やかに診察を行う体制が確保されている場合

　③介護医療院の入所者の病状が急変した場合においても当該介護医療院の医師が速やかに診察を確保されているものとして都道府県知事に認められている場合

　以上のことから、Ⅰ型介護医療院は基本的に医師の宿直が必要ですが、施設運営上、緊急時対応が可能であると認められている場合には医師の宿直は必要とされません。看護・介護職員の夜間配置は2名以上で、そのうち1名は看護職員でなければならないということで、施設とはいえ、常時医療ケアを手厚く提供することができる、明らかに他の介護保険施設と異なる施設であることを明確に示しているのでしょう。

第 2 章 介護医療院とは何か

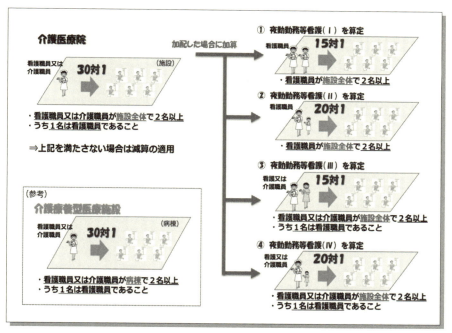

図38 介護医療院における夜間の職員配置
(厚生労働省 介護医療院の概要より)

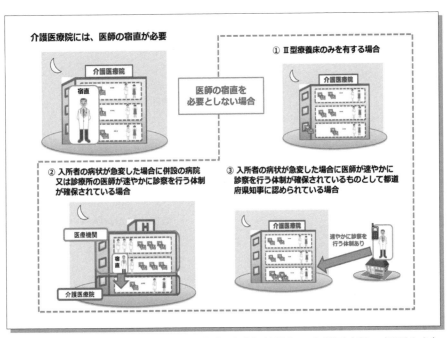

図39 介護医療院における医師の宿直（厚生労働省　介護医療院の概要より）

## 報酬体系・算定要件について

　続いて、介護医療院の報酬体系と算定要件について、Ⅰ型介護医療院では、介護療養病床の「療養機能強化型Ａ・Ｂ」の算定要件が適用され、医療行為（喀痰吸引、経管栄養、インスリン注射など）を行う入所者の割合と看護介護配置による３区分と介護療養病床の療養機能強化型の算定要件を満たせない場合の特別サービス費を含む合計４区分に分けられています。

　なお、介護医療院のⅠ型とⅡ型のサービス提供単位については、介護療養病床が病棟単位で提供されていたことから、療養棟単位での提供ができます。図44に示されているように、Ⅰ型療養棟が複数ある場合でも、療養棟ごとに異なる基本施設サービス費を算定することはできません。

## さまざまな加算・減算

　介護医療院で評価される加算は、介護療養病床で評価されているものと同様に評価されます。そして、2018年度の同時改定において他の介護保険施設も同様に新たに創設された「低栄養リスク改善加算」および「排せつ支援加算」なども認められました。これは私が以前から高齢者の低栄養改善の重要性と人間力回復のための嚥下リハビリテーションと排泄リハビリテーションの必要性を訴え続けてきたことがここで認めていただけたのではないかと、とても嬉しく思っています。

　介護医療院で算定できる加算は図45・46の通りです。

　ここでは、2018年度改定において新設された加算を中心に細かく見ていきます。

| 【多床室】 |||
|---|---|---|
| ＜Ⅰ型＞ | ＜Ⅱ型＞ | ＜特別介護医療院＞ |
| 【療養機能強化型A相当】<br>（看護 6:1　介護 4:1） | 【転換老健相当】<br>（看護 6:1　介護 4:1） | 〈Ⅰ型〉<br>（看護 6:1　介護 5:1） |
| 要介護1　　（803 単位）<br>要介護2　　（911 単位）<br>要介護3　（1,144 単位）<br>要介護4　（1,243 単位）<br>要介護5　（1,332 単位） | 要介護1　　（758 単位）<br>要介護2　　（852 単位）<br>要介護3　（1,056 単位）<br>要介護4　（1,143 単位）<br>要介護5　（1,221 単位） | 要介護1　　（736 単位）<br>要介護2　　（838 単位）<br>要介護3　（1,055 単位）<br>要介護4　（1,148 単位）<br>要介護5　（1,231 単位） |
| 【療養機能強化型B相当】<br>（看護 6:1　介護 4:1） | 【転換老健相当】<br>（看護 6:1　介護 5:1） | 〈Ⅱ型〉<br>（看護 6:1　介護 6:1） |
| 要介護1　　（791 単位）<br>要介護2　　（898 単位）<br>要介護3　（1,127 単位）<br>要介護4　（1,224 単位）<br>要介護5　（1,312 単位） | 要介護1　　（742 単位）<br>要介護2　　（836 単位）<br>要介護3　（1,040 単位）<br>要介護4　（1,127 単位）<br>要介護5　（1,205 単位） | 要介護1　　（694 単位）<br>要介護2　　（784 単位）<br>要介護3　　（978 単位）<br>要介護4　（1,060 単位）<br>要介護5　（1,134 単位） |
| 【療養機能強化型B相当】<br>（看護 6:1　介護 5:1） | 【転換老健相当】<br>（看護 6:1　介護 6:1） | |
| 要介護1　　（775 単位）<br>要介護2　　（882 単位）<br>要介護3　（1,111 単位）<br>要介護4　（1,208 単位）<br>要介護5　（1,296 単位） | 要介護1　　（731 単位）<br>要介護2　　（825 単位）<br>要介護3　（1,029 単位）<br>要介護4　（1,116 単位）<br>要介護5　（1,194 単位） | |

図40　介護医療院サービス費（多床室）
（みずほ情報総研株式会社　介護医療院開設に向けたハンドブックより）

## ○療養環境減算

　介護医療院の療養室面積は、8.0m$^2$ 以上と定められましたが、介護療養病床や25対1医療療養病床は6.4m$^2$ 以上ですので、これらの病床の廃止期限である2024年3月31日までの間に転換した介護医療院の療養室については、新築、増築又は全面改装工事が終了するまでの間は、入所者1人当たりの床面積は6.4m$^2$ 以上が認められています。

| 従来型個室 |||
|---|---|---|
| ＜Ⅰ型＞ | ＜Ⅱ型＞ | ＜特別介護医療院＞ |
| 【療養機能強化型A相当】<br>（看護 6:1　介護 4:1） | 【転換老健相当】<br>（看護 6:1　介護 4:1） | ＜Ⅰ型＞<br>（看護 6:1　介護 5:1） |
| 要介護 1　　（694 単位）<br>要介護 2　　（802 単位）<br>要介護 3　（1,035 単位）<br>要介護 4　（1,134 単位）<br>要介護 5　（1,223 単位） | 要介護 1　　（649 単位）<br>要介護 2　　（743 単位）<br>要介護 3　　（947 単位）<br>要介護 4　（1,034 単位）<br>要介護 5　（1,112 単位） | 要介護 1　　（635 単位）<br>要介護 2　　（735 単位）<br>要介護 3　　（954 単位）<br>要介護 4　（1,046 単位）<br>要介護 5　（1,130 単位） |
| 【療養機能強化型B相当】<br>（看護 6:1　介護 4:1） | 【転換老健相当】<br>（看護 6:1　介護 5:1） | ＜Ⅱ型＞<br>（看護 6:1　介護 6:1） |
| 要介護 1　　（684 単位）<br>要介護 2　　（790 単位）<br>要介護 3　（1,020 単位）<br>要介護 4　（1,117 単位）<br>要介護 5　（1,205 単位） | 要介護 1　　（633 単位）<br>要介護 2　　（727 単位）<br>要介護 3　　（931 単位）<br>要介護 4　（1,018 単位）<br>要介護 5　（1,096 単位） | 要介護 1　　（590 単位）<br>要介護 2　　（680 単位）<br>要介護 3　　（874 単位）<br>要介護 4　　（957 単位）<br>要介護 5　（1,031 単位） |
| 【療養機能強化型B相当】<br>（看護 6:1　介護 5:1） | 【転換老健相当】<br>（看護 6:1　介護 6:1） | |
| 要介護 1　　（668 単位）<br>要介護 2　　（774 単位）<br>要介護 3　（1,004 単位）<br>要介護 4　（1,101 単位）<br>要介護 5　（1,189 単位） | 要介護 1　　（622 単位）<br>要介護 2　　（716 単位）<br>要介護 3　　（920 単位）<br>要介護 4　（1,007 単位）<br>要介護 5　（1,085 単位） | |

図41　介護医療院サービス費（従来型個室）
　　　（みずほ情報総研株式会社　介護医療院開設に向けたハンドブックより）

　そこで、この度新設された介護医療院の基本報酬は、介護療養病床の基本報酬に 25 単位が上乗せされており、これが療養環境改善分ということで、8.0m$^2$ に満たない場合は、その分を減算するというものです。

## ○夜間勤務等看護加算

　図 38 に示していますが、夜間における看護職員配置を手厚くすることによって加算が得られるものです。介護医療院では、終末期の患者さんの

| ユニット型 |||
|---|---|---|
| ＜Ⅰ型＞ | ＜Ⅱ型＞ | ＜特別介護医療院＞ |
| 【療養機能強化型 A 相当】<br>（看護 6:1　介護 4:1） | 【転換老健相当】<br>（看護 6:1　介護 4:1） | ＜Ⅰ型＞<br>（看護 6:1　介護 4:1） |
| 要介護1　（820 単位）<br>要介護2　（928 単位）<br>要介護3　（1,161 単位）<br>要介護4　（1,260 単位）<br>要介護5　（1,349 単位） | 要介護1　（819 単位）<br>要介護2　（919 単位）<br>要介護3　（1,135 単位）<br>要介護4　（1,227 単位）<br>要介護5　（1,310 単位） | 要介護1　（770 単位）<br>要介護2　（870 単位）<br>要介護3　（1,089 単位）<br>要介護4　（1,181 単位）<br>要介護5　（1,264 単位） |
| 【療養機能強化型 B 相当】<br>（看護 6:1　介護 4:1） | | ＜Ⅱ型＞<br>（看護 6:1　介護 4:1） |
| 要介護1　（810 単位）<br>要介護2　（916 単位）<br>要介護3　（1,146 単位）<br>要介護4　（1,243 単位）<br>要介護5　（1,331 単位） | | 要介護1　（778 単位）<br>要介護2　（873 単位）<br>要介護3　（1,078 単位）<br>要介護4　（1,166 単位）<br>要介護5　（1,244 単位） |

図 42　介護医療院サービス費（ユニット型）
（みずほ情報総研株式会社　介護医療院開設に向けたハンドブックより）

受入れが多くなることが考えられます。これを踏まえて、常時看護職員を手厚く配置することに対する加算ということでしょう。

## ○再入所時栄養連携加算・栄養マネジメント加算・低栄養リスク改善加算

　栄養改善に対する取り組みを推進するための評価が新設されています。高齢者の低栄養改善の必要性について、私が何年も前から言い続けてきたことであり、低栄養リスクが高い入所者さんが、低栄養リスクが低い入所者さんに比べて、入院・死亡リスクが有意に高いことがわかっていますので、施設入所中の栄養管理が今後さらに手厚くなされることにより、高齢者の低栄養改善だけでなく、さまざまな食事形態などの栄養ケアの質が向上できればと期待しています。

| I型介護医療院　算定要件 | （I）強化型A相当 | （II）（III）強化型B相当 |
|---|---|---|
| 看護職員のうち看護師の割合 | 20％以上 ||
| 重篤な身体疾患を有する者及び身体合併症を有する認知症高齢者（認知症であって、悪性腫瘍と診断された者、パーキンソン病関連疾患等と診断された者、認知症の日常生活自立度Ⅲb以上）の占める割合 | 50％以上 ||
| 入所者等のうち、喀痰吸引、経管栄養又はインスリン注射が実施された者の占める割合 | 50％以上 | 30％以上 |
| 入所者のうち適合する者の占める割合 ／ 医師が医学的知見に基づき回復の見込みがないと診断した者の割合 | 10％以上 | 5％以上 |
| 医師・看護・介護等が共同して、入所者等に説明を行い、同意を得てターミナルケアが行われている者の割合 | 10％以上 | 5％以上 |
| 入所者等の同意を得てターミナルケアに係る計画が作成されている者の割合 | 10％以上 | 5％以上 |
| 生活機能を維持改善するリハビリテーションを行っていること | （共通） ||
| 地域に貢献する活動を行っていること |||

| II型介護医療院　算定要件 || 転換老健相当 |
|---|---|---|
| 喀痰吸引、経管栄養又はインスリン注射が実施された者の割合 | 15％以上 | いずれかを満たすこと |
| 著しい精神症状・周辺症状若しくは重篤な身体疾患が見られ専門医療を必要とする認知症高齢者（認知症の日常生活自立度M）の占める割合 | 20％以上 ||
| 著しい精神症状・周辺症状若しくは重篤な身体疾患又は日常生活に支障をきたすような症状・行動や意思疎通の困難さが頻繁にみられ、専門医療を必要とする認知症高齢者（認知症の日常生活自立度Ⅳ以上）の占める割合 | 25％以上 ||
| 医師が医学的知見に基づき回復の見込みがないと診断した者に対し、入所者等の同意を得てターミナルケアに係る計画を作成し、医師・看護・介護等が共同して、入所者等に説明を行い、同意を得てターミナルケアを行う体制があること |||

図43　I型・II型介護医療院算定要件
　　　（みずほ情報総研株式会社　介護医療院開設に向けたハンドブックより）

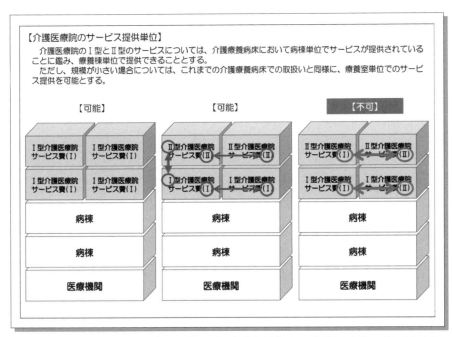

図44 介護医療院 療養棟の考え方(厚生労働省 介護医療院の概要より)

| 加算・減算等名 | 加算・減算の概要 | 加算・減算点数 |
|---|---|---|
| 夜勤体制減算 | 夜勤を行う職員の勤務条件基準を満たさない場合に減算 | −25 単位／日 |
| 入所者数や職員数による減算 | 入所者の数が入所者の定員を超える場合に減算 | ×70／100 算定 |
| | 医師、薬剤師、看護職員、介護職員、ケアマネジャーの員数が基準に満たない場合に減算 | ×70／100 算定 |
| | 看護師が基準に定められた看護職員の員数の20％未満の場合に減算 | ×90／100 算定 |
| ユニットケア体制未整備減算 | ユニットケアにおけるユニットごとに常時1人以上の介護職員・看護職員を配置することや、常勤のユニットリーダーを配置するという施設基準を満たさない場合に減算 | ×97／100 算定 |
| 身体拘束廃止未実施減算 | 「身体拘束等を行う場合に、その態様・時間・入所者の心身の状況、緊急やむを得ない理由を記録する」若しくは「身体拘束等の適正化を図るための委員会の開催、指針の整備、研修の実施の措置を講じる」を満たしていない場合に減算 | ×10／100 減算 |
| 療養環境減算 | 療養室に隣接する廊下の幅が、内法による測定で、1.8m 未満（両側に療養室がある場合は 2.7m 未満）の場合に減算 | −25 単位／日 |
| | 療養室に係る床面積の合計÷入所定員の数が8未満の場合に減算 | −25 単位／日 |
| 夜間勤務等看護加算 | 夜勤看護職員の配置が15対1以上かつ2人以上の場合に加算 | +23 単位／日 |
| | 夜勤看護職員の配置が20対1以上かつ2人以上の場合に加算 | +14 単位／日 |
| | 夜勤の看護職員又は介護職員の配置が15対1以上かつ2人以上の場合に加算 | +14 単位／日 |
| | 夜勤の看護職員又は介護職員の配置が20対1以上かつ2人以上の場合に加算 | +7 単位／日 |
| 若年性認知症患者受入加算 | 若年性認知症利用者ごとに個別の担当者を定めている事業所において、若年性認知症利用者を受け入れた場合に加算、ただし「認知症行動・心理症状緊急対応加算」を算定している場合は算定不可 | +120 単位／日 |
| 外泊時費用 | 居宅への外泊の場合、1月に6日を限度に施設サービス費に代えて算定（外泊の初日・最終日以外） | 362 単位／日 |
| 試行的退所サービス費 | 退所が見込まれる者を居宅において試行的に退所させ居宅サービスを提供する場合、1月に6日を限度に施設サービス費に代えて算定（外泊の初日・最終日以外） | 800 単位／日 |
| 他科受診時費用 | 専門的な診療が必要となり他の病院・診療所を受診した場合に、1月に4日を限度に施設サービス費に代えて算定 | 362 単位／日 |

図45　基本サービス費の加算・減算
　　　（みずほ情報総研株式会社　介護医療院開設に向けたハンドブックより）

| 加算等名 | | 加算など点数 |
|---|---|---|
| 初期加算 | | 30 単位／日 |
| 再入所時栄養連携加算（※） | | 400 単位／回 |
| 退所時指導等加算（※） | 退所前訪問指導加算 | 退所前連携加算 |
| | 退所後訪問指導加算 | 460 単位／回 |
| | 退所時指導加算 | 460 単位／回 |
| | 退所時情報提供加算 | 500 単位／回 |
| | 退所前連携加算 | 500 単位／回 |
| | 退所前連携加算 | 300 単位／回 |
| 栄養マネジメント加算（※） | | 300 単位／回 |
| 低栄養リスク改善加算（※） | | 400 単位／月 |
| 経口移行加算（※） | | 28 単位／日 |
| 経口維持加算（※） | 経口維持加算（Ⅰ） | 400 単位／月 |
| | 経口維持加算（Ⅱ） | 100 単位／月 |
| 口腔衛生管理体制加算（※） | | 30 単位／月 |
| 口腔衛生管理加算（※） | | 90 単位／月 |
| 療養食加算 | | 6 単位／回 |
| 在宅復帰支援機能加算（※） | | 10 単位／日 |
| 特別診療費（※） | | 別に掲げる点数 |
| 緊急時施設診養費 | 緊急時治療管理 | 511 単位／日 |
| | 特定治療 | 医科診療報酬点数表に定める点数 |
| 認知症専門ケア加算 | 認知症専門ケア加算（Ⅰ） | 3 単位／日 |
| | 認知症専門ケア加算（Ⅱ） | 4 単位／日 |
| 認知症行動・心理症状緊急対応加算 | | 200 単位／日 |
| 重度認知症疾患療養体制加算 | 重度認知症疾患療養体制加算（Ⅰ） | 要介護1、2 140 単位／日 要介護3〜5 40 単位／日 |
| | 重度認知症疾患療養体制加算（Ⅱ） | 要介護1、2 200 単位／日 要介護3〜5 100 単位／日 |
| 移行定着支援加算（※） | | 93 単位／日 |
| 排せつ支援加算（※） | | 100 単位／月 |
| サービス提供体制強化加算 | サービス提供体制強化加算（Ⅰ）イ | 18 単位／日 |
| | サービス提供体制強化加算（Ⅰ）ロ | 12 単位／日 |
| | サービス提供体制強化加算（Ⅱ） | 12 単位／日 |
| | サービス提供体制強化加算（Ⅲ） | 6 単位／日 |
| 介護職員処遇改善加算 | | 他に算定した単位数の 26／1000〜8／1000 |

**図 46 介護医療院における加算一覧表**

（※）のついた加算は、「特別介護医療院サービス費」を算定する場合には算定できない。

（みずほ情報総研株式会社　介護医療院開設に向けたハンドブックより）

特に今改定では、「低栄養リスク改善加算」と「再入所時栄養連携加算」が新設されましたが、「低栄養リスク改善加算」は、「低栄養リスクの高い入所者に対して、多職種が協働して低栄養状態を改善するための計画を作成し、この計画に基づき、定期的に食事の観察を行い、当該入所者ごとの栄養状態、嗜好等を踏まえた栄養・食事調整等を行うなど、低栄養リスクの改善に関する新たな評価を創設する」こととされており、「再入所時栄養連携加算」は、介護保険施設の入所者が医療機関に入院し、経管栄養又は嚥下調整食の新規導入など、「施設入所時とは大きく異なる栄養管理が必要となった場合について、介護保険施設の管理栄養士が当該医療機関の管理栄養士と連携して、再入所後の栄養管理に関する調整を行った場合の評価を創設する」とされています。自施設から医療施設に入院（自宅等に退所後の入院も含む）し、再度自施設に入所した再入所者が1名以上いた施設の割合は97.7％とほとんどの施設で再入所者は見られ、さらにこれらの再入所者のうち、高度な栄養管理が必要となった者が1名以上いた施設の割合は77.2％であり、再入所者に占める該当者の割合は22％であったという日本栄養士会の実施した調査結果からも、医療機関と介護保険施設での管理栄養士同士の栄養ケアに関する連携は重要な要素であると思われます。

　栄養マネジメント加算は、これまで介護保険施設において算定することができ、介護医療院でも算定可能となりました。そして、これまで栄養マネジメント加算を算定するに当たり、常勤の管理栄養士1名以上の配置が必要でしたが、この度の改定において要件緩和され、同一敷地内の他の介護保険施設（1施設に限る）との兼務が認められました。

## ○排せつ支援加算

　今回の介護報酬改定では、「自立支援」に向けた取り組みが大きく評価されており、この「排せつ支援加算」もその一つではないかと思います。すなわち、自分で口から食べて自分で排泄できることが人間の原点であり、これらの機能を改善することにより、自宅復帰しやすくなります。実際に、2014年度老健の在宅復帰支援に関する調査研究事業の調査結果から、自宅復帰困難な要因として排泄が自立していないことをあげている入所者さんが多いことがわかっています。

　医療機関では、2016年度診療報酬改定において、「排尿自立指導料」が新設され、看護職員を中心に入院患者さんの排泄自立に向けた取り組みが評価され、実施されています。介護保険施設における排泄自立への取り組みが盛んに行われることによって、おむつ使用者をもっと減らしていかなければなりません。

## ○移行定着支援加算

　これは、介護療養病床や25対1医療療養病床から介護医療院への早期転換促進を目指すための加算であり、介護医療院への届け出を行った日から1年間限定で算定できます。1日93単位であり、かなりの増収が見込めます。

　しかしながら、加算を得られるのは2021年3月31日までの期間限定であり、例えば2020年5月1日以降に開設した場合、翌年の3月31日までしか算定できません。介護医療院への転換を検討されている場合は、各都道府県をはじめとする自治体との協議並びにハード面の基準をクリアする

ための改修工事や事務手続きに時間を要することを踏まえて、早めの準備を進めていかなければ、この加算を1年間分丸々受け取れなくなる可能性があります。また数回にわたり病床を介護医療院に転換する場合は、初回の転換が算定期間の起算日となるため、注意が必要です。

## ○介護医療院転換のための支援策

国では、介護療養病床及び転換老健を介護医療院へ転換した場合に「地域医療介護総合確保基金」、医療療養病床を介護医療院などへ転換した場合に「病床転換助成事業」の助成金が設けられています。

また福祉医療機構（WAM）では、療養病床転換に関連する施設整備費の貸付条件を優遇しており、介護医療院開設のための支援がなされています。

## 地域事情に即した介護医療院の活用
―兵庫県淡路島―

私は30年程前より兵庫県の淡路島（**図47**）で医療や介護を自治体と連携しながら受け持っていますが、人口が減少してゆく日本の地方の例として淡路島を考えてみたいと思います。

## 急速に人口減少が進みつつある淡路島の現状

兵庫県南部に位置する淡路島（人口約13万人）で当グループでは3病院を中心とした医療・介護事業を運営しています。もともと島が医療過疎であった30年程前に当時の町から要請を受けて約150床の病院を建設したのを皮切りに、淡路花博（2000年）の開催が決まっているのに近郊に

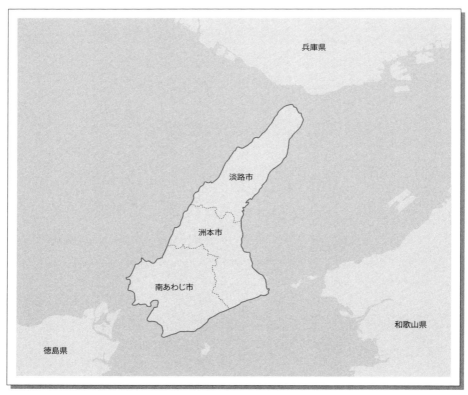

図47　淡路島

医療機関がない、ということでもう1病院、さらに不祥事で破たんしかかった法人の救済を県から要請され、もう2法人お引き受けして現在に至っています。

　淡路島全体としては、2018年4月1日現在、病院が11、特養が18、老健が6、などと人口規模に比すれば「数としては潤沢な」施設数を有しているところです。

　人口減少、と叫ばれますが、淡路島はある意味その先端をいっていま

第 2 章 介護医療院とは何か

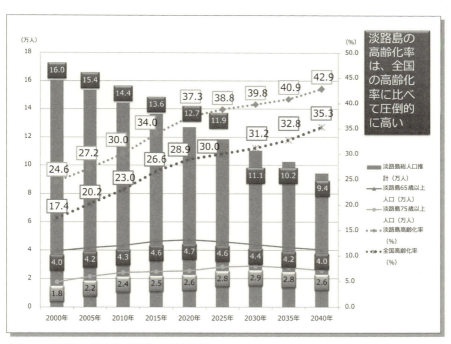

図 48 淡路島の人口推移・高齢化率
（～ 2015 年兵庫県ホームページ、2020 年～日本医師会 JMAP 地域医療情報システムより作成）

す。最新の人口動態でもすでに人口のピークは過ぎ去っており、高齢化し人口減少が急速に始まっています。直近の人口動態で 2030 年には現在から 10% 減少するとされています。

　島内には潤沢な医療・介護施設を有しているとはいえ、高齢患者さんの地域における状態として島内の医療・介護従事者が肌身に感じるのは、そういった豊富な資源に満足しているようなものではありません。

　高齢者は基本的にみな自宅に住んでいます。それも都市部のマンション・アパートではなく、ある程度の面積と部屋数がある持家です。資産としてみれば都市部からみると「羨ましい」と映るかもしれません。しかし実際には、自宅に住むことによって周りから断絶してしまう人がたくさんいます。つまり、「足」がないのです。島内には電車はありません。バスの本数は少なく、認知症や高齢で運転免許証を取り上げられてしまうと、島内は山間が多く平野部が少ないから自転車移動が困難です。それで終わりなのです。つまり、病院の通所リハビリテーションに通おう、外来受診しようとしても、非常に限られた移動手段、例えば病院の送迎に頼るなどしかなくなってしまう訳です。

　そのうえ前述したような人口構造なので、我々は統計上だけでなく、肌感覚で高齢者だけのいわゆる「老・老介護世帯」とか、「独居世帯」が急増している現実を目の当たりにしています。

　また、最近は敷地内独居が増えています。とても多いです。息子夫婦は母屋に、おばあさんは離れに住んでいます。訪問したケアマネジャーが「おばあさんとはいつ会いますか」と聞くと、「ご飯持って行くときは見るんだけどね」という返事が返ってきます。その程度だと独居と一緒です。

　同じ独居といっても都市部と事情が違います。神戸とか東京・大阪で独り暮らしになった、でも「駅直結マンションに住んでいます」というのとは、全然話が違います。訪問介護・看護、あるいは訪問診療の時間的コス

トは駅直結マンションと淡路島とでは全く状況が違います。一軒行くのに30分〜1時間もかかって移動していたら、1日に診てあげられるキャパシティは自ずと限られてきます。開業医が全員の訪問診療に半日以上出られる体制を取れるならいいですけど、それも難しい。そもそも開業医自体の高齢化が進んでいます。

## 淡路島における介護医療院はどうなる

そもそも在宅とは、地域包括ケアシステム的敷衍(ふえん)すれば、地域で暮らせるように、ということで、必ずしも自宅で暮らせるようにということではありません。そして、地域で暮らすためには、従来からの介護施設であり、医療必要度の高い人には医療が施せる今回の介護医療院で過ごして頂くことが一番よいのではないかと思います。

むしろ、そのような医療必要度の高い人たちを自宅に帰しても仕方がありません。独居や老老家族ではとても無理です。自宅ではなく地域で、医療も介護も受けられる理想の生活の場所を設定するのが我々にできることだと考えています。

介護医療院でなら、医療施設的な側面を持ちながら療養介護を受け、あるいは在宅介護にも近い状況を作り出せます。従前の病院施設に併設しますから、例えばレントゲンやＣＴ、検査器具もすべて今ある物を利用できます。淡路島ではどの法人も慢性的な職員不足に悩んでいますが、看護職員、薬剤師、介護職員を新たに雇う必要もありません。レントゲン設備を多く作る余力もないところですから、資源の有効利用だと思います。

# 介護医療院が想定する利用者像

　介護医療院では、まずは急性期病院の後方で在宅に帰れない方に入っていただくことになるでしょう。かたや急性期医療処置（手術等）が済んでからになりますが、もちろん自宅から来られることもあり得るでしょう。

　従来の老健では介護を提供しながらその中で生活していただくことが基本で、何か医療行為が必要なことが起こったときに早く見つけて対処する、という意味で医師や看護職員が配置されています。

　介護医療院というのも基本的にはそうですが、より医療的な管理を必要とする部分が多い方が入るべきでしょう。例えば、自宅で訪問診療・訪問介護を受けながら24時間点滴を必要とする方。医師や看護職員がいない時間帯に淡路島のような独居状態でずっと独りでいることは難しい。そういう方たちを介護医療院でならピンポイントでもう少し密度の濃い医療や看護も提供できます。

　頻繁に酸素を吸入し続けないといけない場合、在宅酸素という方法もありますが、それを自己で管理できる人は高齢化すれば段々と限られてきます。

　あるいは状況が変わったときにもすぐ対応できます。中心静脈栄養などを投与されている方もたくさんいて、経管栄養患者さんもいます。それを老老介護の人に注入の方法、点滴の抜き方を全部憶えていただいて、ずっと管理するというのが果たしてどこまで可能かです。それをまた訪問サービスで管理し、毎日訪問して行くのも現実的ではありません。それなら、人的なコストとか時間的なコストをも考えれば、目の前ですぐ見てあげられれば利用者側にとっても不安の解消に繋がり、万が一なにかあった時のリスクを考えるとメリットも大きいです。

　介護医療院では、基本はやはり介護職員に活躍してもらうことになりま

すが、そこは病院併設型施設ですから、配置されている看護職員の腕が大事になってきます。日頃のケアは介護職員がするし、何かあったら看護職員に知らせる、あるいは看護職員がそれを医師とか病院に知らせることになりますから、それは看護職員、もしくは特定行為をできることが必要かもしれませんが、全体的には看護職員の目利き、能力によるのでそこが重要になってきます。

　特定行為が介護医療院内で行えるというのはメリットです。気管切開している方を家族が自宅で看るのは怖い。医学的視点で見れば、口に穴が開いているか喉元に穴が開いているかを比べれば、むしろ状態が落ち着いているのなら口にあるよりも窒息の可能性が低くなると思うのが常識的です。けれども、そんな患者さんを普通の人に自宅で受け入れて自分たちで介護しろというのは難しいと思います。

　それならば、そういった状況の人たちも介護医療院に居ていただければ、急変時にいちいち医師を呼ばなくても特定看護師が管理できます。あるいは点滴の管理もそうです。もし特定看護師がみて、おかしいと思えば、すぐ医師が診察ができる体制が整っています。それが介護医療院の強みになります。

　また、働く者の立場から見ても、看護職員としても特定行為についてのそれだけの知識と技術を持っていると、変な言い方ですが、「よりやりがいをもって」たくさんの人を看ていけるのではないでしょうか。

　そういった意味ではこれまでもそうだったはずなのですが、今後はよりいっそうケアマネジャーの活躍も重要になります。病院で医療的ケアを行い、軽快退院した患者さんが退院して過ごすのにふさわしい場所が、自宅なのか介護医療院、老健、サ高住、あるいはケアハウスなのか有料老人ホームなのか、家庭の事情なども考慮して的確に判断できるように支援することが必要です。患者さん・利用者さんがどのくらいのレベルまで身体

的回復するかは、医師や看護職員がしっかり把握して判断しなければならないことですが、彼らは介護医療院がいいのか老健がいいのかを判断できません。家族についても、どんな介護サービスがあるかさえ知らない人たちがたくさんいます。そういった情報のない利用者さんや家族にいろんなことを教えてくれる病院・施設の職員、もしくは地域や職場の方もたくさんいるとは思いますが、病院に入院中から積極的に患者さんを訪問し、随時入院中の患者さんの状態を確認し、退院後も継続的に支援していくケアマネジャーがしっかり最初から情報を整理し、提供できなければなりません。

　我々の周辺にもとても一生懸命なケアマネジャーもいますし、一方では本来は対等に意見交換できなければならない医師に対して、あまりものもいえない人たちもいます。ケアマネジャーは、本来は利用者さんや家族に正しい情報を提供する、あるいはそれを判断するための材料を医師や看護職員から引き出す役目をもっと発揮していただきたいです。介護保険について理解の乏しい医師はまだまだいます。そういった医師はケアマネジャーが的確に判断するためにはどの情報が必要かということさえわからないから、情報が出せません。それでは判断を誤ることになってしまいます。どういう介護サービスを入れようか模索するときに必要な情報を引っ張り出す役割を果たせるケアマネジャーを育て、周辺の医師や看護職員もそれを支援できるような環境を整えなければなりません。

　本来は社会福祉士やソーシャルワーカーも兼ねているのが望ましいのかもしれません。今や病院の地域医療連携室にいるソーシャルワーカーも院内外の役割が増えて、忙しくて手が回らないと聞いています。その役目の一部をできればケアマネジャーにも持っていただきたいです。本来は看護職員が地域での連携機能を担って、そのうえでケアマネジャーの機能も担えれば最善なのでしょうし、看護職員で資格を持ちながら働かない「潜在ケアマネジャー」も多いはずですから、今後はそういった方々にも活躍し

ていただかなくてはなりません。

## 今後の淡路島における介護の形

　これまでは島内でも医療は医療、介護は介護で別々に進んできたものが、医師会等も連携センターを立ち上げ、互いに歩み寄りながら地域包括ケアシステムが作られつつあります。

　「地域包括ケアシステム」というものは、淡路島のような過疎地でいえば、一点集中に近いものが必要なのでしょう。極端にいうと介護拠点（介護施設）をこっちに作りなさいと居住者間の距離を縮め、介護とか医療を頻繁に受ける必要がある人たちを拠点の周りに集めてくるということです。

　今だに島内でも自治体が新しい宅地をどんどん整備していますが、結局そこには島内の若年世帯がどんどん移り住み、その分高齢世帯が孤立していくという悪循環が生まれています。むしろ逆の発想で、高齢者の人たちがもっと移って来て、病院にアクセスしやすくなり、より簡単に訪問サービスを受けられるような高齢者の居住エリアのようなものを自治体も考えるべきではないでしょうか。

　理想的にいえば、自分の生まれ育った子どものときからみている庭があり、見慣れた山があり、ご近所付き合いがあるようなところで暮らせればよいのですが、実際にはそうはいきません。病院に来られる患者さんのなかにも、本当はもともと山の上に家はあるけれども、下にある娘の所で暮らしているという方はたくさんいます。

　東日本大震災の時に津波で流された沿岸部がいま復興途上にありますが、例えば石巻市などは改めて調査すると、大正期から比べて2010年頃には人の居住区域が2.5倍に広がっていたそうです。今回の復興ではそれをまた収斂させる方向に戻そうとしています。我々は介護医療院などの

介護拠点を作り、淡路島の中で同様の収斂を行っていかなければいかないのではないかと考えています。

　一方、現在の療養病床にも医療区分1の方々が入院されていますが、そういった方を無理やりに区分を上げて継続させている例も聞きます。そういった方々、帰りたくても帰れない環境にある方をお引き受けしていくことが介護医療院の大きな役割になっていくのではないかと考えています。

　医療介護拠点政策という意味では、介護医療院がその中心となる可能性は非常に大きいと思われます。その意味でいえば介護医療院の必要度は都市部より地方の方が高いのかもしれません。自身の在宅外にある医療や介護にアクセスする方法がたくさんある都市部では介護医療院といわずとも選択肢が自ずと生まれてきます。地方では提供できるサービスにも限りや制限が出てきますので、そのなかで我々のような提供者が利用者さんとの間で、この地域におけるニーズと可能性をどのように収斂させていけるか

---

介護医療院は【医療】【介護】【住まい】の3つの機能を併せ持つ新たな介護保険施設である。

介護医療院をベストな施設とするために、日本慢性期医療協会は全力を尽くす。
・短期入院や中長期入院にも対応
・積極的治療やターミナルにも対応
・在宅復帰機能・ショートステイ機能等の地域に望まれる機能を取りそろえたい。

図49

が課題でしょう。

　そういったなかで、介護医療院では利用者の方の終末期も当然担当させて頂くことになるでしょう。これまでの介護報酬改定の中で厚生労働省も、特養での看取りについて推奨されてきましたが、介護職員の方に無理に終末期を押し付けるべきではなく、やはり最期は病院その他の医療行為が行われるところでお引き受けすべきでしょう。

## まとめ

　介護医療院は、「生活施設」であり、医療ケアの必要な方が過ごす新たな概念の介護保険施設です。病院病床数が削減され、これまで病院で対応していたような患者さんも、ある程度の医療ケアを終えたら、必然的に在宅へ移行します。すなわち、これからはある程度の医療処置が必要な患者さんも在宅で過ごすことになります。しかしながら老老夫婦や単身世帯など、自宅に帰っても世話をしてくれる家族が近くにいなければ、自宅で過ごすことは困難です。そのような方が病院退院後も安心して過ごせる場所として、介護医療院は大いに期待されています。

　今後、団塊の世代がどんどん医療・介護が必要な時期を迎えます。利用者さんの尊厳の保持と自立支援を理念に掲げ、長期療養・生活施設として、在宅療養も支援し、地域に貢献し、地域に開かれた施設としての役割を担うことが期待されています。

　入所者さんの多くは、重度要介護者になろうかと思いますが、状態に応じた自立支援、寝たきり防止のための生活期リハビリテーションの提供も積極的に行っていかなければなりません。

　今はまだ確立されたサービスモデルがないので、各自自由に運営すべきではないかと思っています。逆にいえば、介護医療院でのサービス提供内

容が適正なものでなければ、介護医療院の評価は下がり、今後の運営が難しくなるでしょう。

　病院も施設もそうですが、地域に必要とされるものでなければ患者さんはその施設を選んでくれません。清潔で新しいのはもちろんのこと、プライバシーを重視した個室もしくは間仕切りの設置、トイレや浴槽の改修など、ハード面だけでなくソフト面においても利用者さんが何を望んでいるかを第一に考えなくてはなりません。排泄自立や摂食自立を目指したリハビリテーションの実施、そして忘れてはならないのが食事です。おいしいことが第一であり、その上で、管理栄養士によるバランスの取れた献立のもとに、楽しんで食べていただくことに対する工夫や、四季を感じられる旬の食材の使用、季節の行事に合わせた「イベント食」の提供、患者さんの嚥下機能に合わせた形態食の工夫も必要です。

　これまで医療保険管轄の病院運営しかしてこなかった病院がいきなり、介護保険管轄の介護医療院に転換するためには、さまざまな準備が必要となります。介護医療院への転換をお考えの病院経営者の方々は、病院運営に携わる経営者だけでなく、病院職員と話し合い、将来的にどのような病院・施設運営を目指すべきかよく話し合い、長い間継続してよりよいサービス提供を行うためにどうすべきか検討していただきたいと思います。

# 第3章
# これからの医療・介護はどうなる

## 介護医療院への転換

　2018年4月からスタートした「介護医療院」は、9月30日時点で63施設（4,583床）開設され、現在も増え続けています。これらの介護医療院は、そのほとんどが介護療養病床と転換老健からの転換であり、Ⅰ型がⅡ型よりやや多く新設されています。

　私が会長を務める日本慢性期医療協会では、今回の介護医療院に関する詳細情報が発表された後の2018年2月に、25対1医療療養病床または介護療養病床を有する会員施設へ介護医療院への転換に関するアンケートを実施しました。そこで、25対1医療療養病床の54.1％（3,677床）が20対1医療療養病床への転換する意向を示していることが明らかになりました。介護療養病床は、Ⅰ型介護医療院（Ⅰ）への転換意向が最も高く、46.5％（5,926床）でした（**図50～52**）。

　私たちとしては、人員配置や利益率などの点から、Ⅱ型介護医療院への転換希望が多いのではないかと予想していましたが、まだ詳細な人員配置や介護報酬点数などが出たばかりで、介護療養病床の施設基準などを踏襲したⅠ型介護医療院（Ⅰ）への転換意向が多かったということでしょう。しかし、今後は変化してくることが十分に考えられると思っています。

```
（結果概要）
● 回答病院数　２２４病院

● 回答病床数　　　　　　　　　　　　　１９，５５１床
　　　うち　医療療養２５：１　　６，７９７床
　　　　　　介護療養　　　　　１２，７５４床

● 医療療養２５：１のみで見た転換意向
　　医療療養２０：１へ転換　　５４．１％
　　未定　　　　　　　　　　　３２．２％

● 介護療養のみで見た転換意向
　　介護医療院Ⅰ型サービス費１へ転換　　４６．５％
　　未定　　　　　　　　　　　　　　　　３３．４％
```

医療療養２５：１は２０：１へ転換し、
介護療養は介護医療院Ⅰ型サービス費１へ転換する傾向が見られる。
転換時期；２０１８年に３～５割程度が転換し、概ね２０２０年までには転換を終える見込み

図50　日本慢性期医療協会　介護医療院等への転換意向に関するアンケート集計結果（2018年2月実施）

　2018年度診療報酬改定により25対1医療療養病床は廃止され、20対1医療療養病床に一本化されました（**図53**）。

　**図53**の中央部に経過措置として点数が設けられていますが、これは2020年3月末までの期限付きであり、2020年4月には完全になくなります。それまでに25対1医療療養病床は20対1医療療養病床へ移行するか、介護医療院へ転換することになります。

　しかしながら、59ページでも述べましたが、医療療養病床の入院料は医療保険で賄われています。医療療養病床から介護医療院に転換することにより、医療保険から市町村負担の大きい介護保険へ変わり、介護保険財政への影響が出てきます。そこで、医療機関側が市町村に介護医療院への

第3章 これからの医療・介護はどうなる

1. 医療療養病床２５対１の転換予定先

| 病床種別 | 病院数 | 病床数 |
|---|---|---|
| 医療療養病床25対1＋介護療養病床 | 224 | 19,551 |
| **医療療養病床２５対１** | **93** | **6,797** |
| 介護療養病床 | 163 | 12,754 |
| 　介護療養病床・療養機能強化型A | 118 | 9,730 |
| 　介護療養病床・療養機能強化型B | 20 | 1,679 |
| 　介護療養病床・その他 | 28 | 1,345 |

| 転換予定先 | | | 病院数 | 病床数 | 比率(％) | 2018年 | 2019年 | 2020年 | 2021年 | 2022年 | 2023年 | 2024年 | 未定 |
|---|---|---|---|---|---|---|---|---|---|---|---|---|---|
| 病院病床 | 医療療養20対1 | | 62 | 3,677 | 54.1 | 3,047 | 163 | 131 | 56 | 0 | 26 | 78 | 176 |
| | 回復期リハ・地域包括ケア | | 8 | 245 | 3.6 | 173 | 54 | 0 | 18 | 0 | 0 | 0 | 0 |
| | 上記以外の病床 | | 0 | 0 | 0.0 | 0 | 0 | 0 | 0 | 0 | 0 | 0 | 0 |
| 介護医療院 | Ⅰ型 | サービス費（Ⅰ） | 7 | 325 | 4.8 | 84 | 197 | 0 | 0 | 0 | 0 | 0 | 44 |
| | | サービス費（Ⅱ） | 1 | 55 | 0.8 | 0 | 0 | 55 | 0 | 0 | 0 | 0 | 0 |
| | | サービス費（Ⅲ） | 1 | 40 | 0.6 | 0 | 0 | 0 | 40 | 0 | 0 | 0 | 0 |
| | Ⅱ型 | サービス費（Ⅰ） | 5 | 163 | 2.4 | 119 | 0 | 30 | 14 | 0 | 0 | 0 | 0 |
| | | サービス費（Ⅱ） | 0 | 0 | 0.0 | 0 | 0 | 0 | 0 | 0 | 0 | 0 | 0 |
| | | サービス費（Ⅲ） | 1 | 44 | 0.6 | 44 | 0 | 0 | 0 | 0 | 0 | 0 | 0 |
| 医療外付型院内サービス付高齢者住宅 | | | 0 | 0 | 0.0 | 0 | 0 | 0 | 0 | 0 | 0 | 0 | 0 |
| その他の介護保険施設 | | | 1 | 60 | 0.9 | 60 | 0 | 0 | 0 | 0 | 0 | 0 | 0 |
| 病床の廃止 | | | 1 | 1 | 0.0 | 0 | 0 | 0 | 0 | 0 | 0 | 0 | 1 |
| 未定 | | | 27 | 2,187 | 32.2 | | | | | | | | |

図51　日本慢性期医療協会　介護医療院等への転換意向に関するアンケート集計結果（2018年2月実施）

## 2. 介護療養病床の転換予定先

| 病床種別 | 病院数 | 病床数 |
|---|---|---|
| 医療療養病床25対1＋介護療養病床 | 224 | 19,551 |
| 医療療養病床25対1 | 93 | 6,797 |
| **介護療養病床** | **163** | **12,754** |
| 　介護療養病床・療養機能強化型A | 118 | 9,730 |
| 　介護療養病床・療養機能強化型B | 20 | 1,679 |
| 　介護療養病床・その他 | 28 | 1,345 |

| 転換予定先 | | 病院数 | 病床数 | 比率(%) | 転換予定時期（病床数） |||||||| 
|---|---|---|---|---|---|---|---|---|---|---|---|---|
| | | | | | 2018年 | 2019年 | 2020年 | 2021年 | 2022年 | 2023年 | 2024年 | 未定 |
| 病院病床 | 医療療養20対1 | 32 | 1,019 | 8.0 | 324 | 196 | 210 | 74 | 46 | 14 | 0 | 155 |
| | 回復期リハ 地域包括ケア | 5 | 118 | 0.9 | 82 | 36 | 0 | 0 | 0 | 0 | 0 | 0 |
| | 上記以外の病床 | 3 | 185 | 1.5 | 185 | 0 | 0 | 0 | 0 | 0 | 0 | 0 |
| 介護医療院 | Ⅰ型 サービス費（Ⅰ） | 68 | 5,926 | 46.5 | 2,834 | 1,036 | 1,145 | 418 | 100 | 115 | 0 | 278 |
| | Ⅰ型 サービス費（Ⅱ） | 8 | 597 | 4.7 | 326 | 208 | 63 | 0 | 0 | 0 | 0 | 0 |
| | Ⅰ型 サービス費（Ⅲ） | 3 | 280 | 2.2 | 230 | 50 | 0 | 0 | 0 | 0 | 0 | 0 |
| | Ⅱ型 サービス費（Ⅰ） | 4 | 111 | 0.9 | 0 | 40 | 20 | 51 | 0 | 0 | 0 | 0 |
| | Ⅱ型 サービス費（Ⅱ） | 0 | 0 | 0.0 | 0 | 0 | 0 | 0 | 0 | 0 | 0 | 0 |
| | Ⅱ型 サービス費（Ⅲ） | 0 | 0 | 0.0 | 0 | 0 | 0 | 0 | 0 | 0 | 0 | 0 |
| 医療外付型 院内サービス付高齢者住宅 | | 0 | 0 | 0.0 | 0 | 0 | 0 | 0 | 0 | 0 | 0 | 0 |
| その他の介護保険施設 | | 2 | 110 | 0.9 | 0 | 80 | 30 | 0 | 0 | 0 | 0 | 0 |
| 病床の廃止 | | 8 | 152 | 1.2 | 115 | 0 | 35 | 2 | 0 | 0 | 0 | 0 |
| 未定 | | 66 | 4,256 | 33.4 | | | | | | | | |

図52　日本慢性期医療協会　介護医療院等への転換意向に関するアンケート集計結果（2018年2月実施）

転換を申請しても、財政的な要因で転換がスムーズにいかないケースも見受けられます。このように社会的・経済的な要因で阻害されるようなことは問題であると考えています。できる限り早期解決に努めていただきたいと思います。

## 認知症専門の介護医療院―認知医療院―の提案

　高齢者が急増する中で、認知症患者さんも急激な勢いで増しています。現在、認知症の中等度・高度な患者さんは、精神科病院を中心に長期入院しており、精神科の医師の先生方は「認知症は精神科で診るべきだ」とのお考えであると思います。しかしながら、高齢の認知症患者さんは認知症だけでなく多くの身体合併症を抱えていることが多く、精神科の専門医の先生方だけではなかなか治せないこともあるのではないかと思います。

　また認知症とは、学問的には脳の器質的変化を伴うアルツハイマー型や脳血管型などが代表的なものですが、軽度の認知障害は症候性に見受けられることも多いのです。すなわち不可逆的な認知症と異なり、身体的治療により改善するような一時的認知症状については、内科の範囲ではないでしょうか。特に脱水、低栄養、電解質異常、高血糖、高度貧血などでは、認知症状を大なり小なり伴います。特に脱水はその最大の元凶と言ってもよいでしょう。したがって、精神科の医師の先生方と慢性期医療を担う総合診療医が共診で高齢患者さんの治療をできるような体制作りも必要ではないかと思っています。

　現在、認知症治療病棟としては、精神病床しか認められておりませんが、すでに精神病床も削減されようとしており、空いた精神病床を活用して、認知症専門の介護医療院すなわち認知医療院で認知症患者さんを精神科の医師と慢性期の総合診療医で対応できるようになれば、2025年には

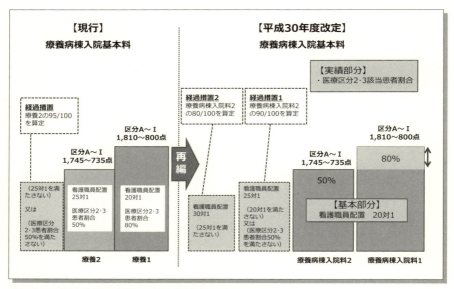

図53 療養病棟入院基本料の再編・統合のイメージ
(2018年3月5日版 2018年度診療報酬改定の概要 医科Ⅰ資料より)

700万人を突破し、65歳以上の5人に1人が認知症になる時代に、より手厚い認知症に対する支援ができるのではないでしょうか。

## 病院はこれからどう変化するのでしょう

　団塊の世代が75歳以上の後期高齢者となる2025年まであと7年となりました。病院経営・運営担当者を中心に、早くも次の同時改定を想定し、さらには自院の置かれた地域の状況について将来予測をし、地域における自院の機能をどのようにすべきかを今決めなければ手遅れになります。今までの自院の考え方や病院運営のやり方は正しかったのかを、まずは自虐的に自省し、その上で、自院をどうするかを決めるのです。私は療養病床のみの病院が、2025年までに病院として残れるかが最大の疑問です。

　なぜなら、「療養」という概念は「治療」とは少し異なるのです。今後の日本の医療は「治療」中心となり、「療養」に医療保険を使う、という選択肢はなくなってゆくのではないかと、この度の2018年度診療報酬・介護報酬同時改定が示してくれていると思いませんか。

　2018年同時改定の最大の特徴は、アウトカムが重視されたことでしょう。さらに、大量にある急性期病床の山を崩し、療養病床を20対1看護配置に1本化して、重症患者さんをきちんと治療する慢性期治療病棟しか評価しないことを明確にしました。また、介護分野にも医師の介入を促し、加算などで高く評価しています。

　すなわち、患者さんの病状が改善し、要介護度が低くなれば、結果的に入院期間は短くなり、さらに利用する介護サービスを減らすことにつながれば、増え続ける医療介護費用の抑制につながることが期待できます。

　私は、2008年に日本慢性期医療協会会長に就任して以来、次の2つのことをずっと提言してきました。

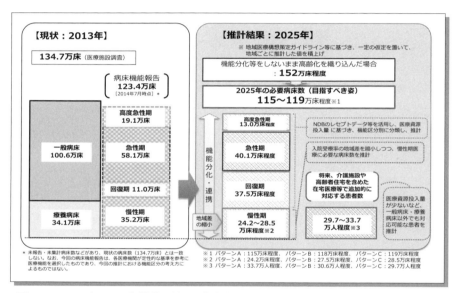

図54　2025年の医療機能別必要病床数の推計結果
　　　（2015年6月15日　第5回医療・介護情報の活用による改革の推進に関する専門調査会資料より）

第 3 章　これからの医療・介護はどうなる

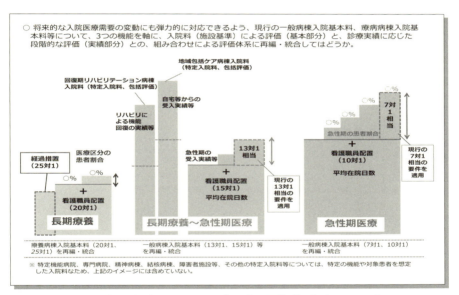

図 55　二つの評価の組合せによる入院医療の評価体系（イメージ）
　　　（2017 年 12 月 6 日　第 376 回中央社会保険医療協議会総会資料より）

> ○ 各医療機関（有床診療所を含む。）は、毎年、病棟単位で、医療機能の「現状」と「今後の方向」を、自ら1つ選択して、都道府県に報告。
>
> | 医療機関の名称 | 医療機関の内容 |
> | --- | --- |
> | 高度急性期機能 | ○ 急性期の患者に対し、状態の早期安定化に向けて、診療密度が特に高い医療を提供する機能<br>※高度急性期機能に該当すると考えられる病棟の例<br>救命救急病棟、集中治療室、ハイケアユニット、新生児集中治療室、新生児治療回復室、小児集中治療室、総合周産期集中治療室であるなど、急性期の患者に対して診療密度が特に高い医療を提供する病棟 |
> | 急性期機能 | ○ 急性期の患者に対し、状態の早期安定化に向けて、医療を提供する機能回復 |
> | 回復期機能 | ○ 急性期を経過した患者への在宅復帰に向けた医療やリハビリテーションを提供する機能。<br>○ 特に、急性期を経過した脳血管疾患や大腿骨頚部骨折等の患者に対し、ADLの向上や在宅復帰を目的としたリハビリテーションを集中的に提供する機能（回復期リハビリテーション機能） |
> | 慢性期機能 | ○ 長期にわたり療養が必要な患者を入院させる機能<br>○ 長期にわたり療養が必要な重度の障害者（重度の意識障害者を含む）、筋ジストロフィー患者又は難病患者等を入院させる機能 |
>
> ○ 回復期機能については、「リハビリテーションを提供する機能」や「回復期リハビリテーション機能」のみではなく、リハビリテーションを提供していなくても「急性期を経過した患者への在宅復帰に向けた医療」を提供している場合には、回復期機能を選択できる。
> ○ 地域包括ケア病棟については、当該病棟が主に回復期機能を提供している場合は、回復期機能を選択し、主に急性期機能を提供している場合は急性期機能を選択するなど、個々の病棟の役割や入院患者の状態に照らして、医療機能を適切に選択すること。
> ○ 特定機能病院においても、病棟の機能の選択に当たっては、一律に高度急性期機能を選択するのではなく、個々の病棟の役割や入院患者の状態に照らして、医療機能を適切に選択すること。

図56　病床機能報告における4医療機能について
　　　（2018年1月22日　第12回医療計画の見直し等に関する検討会資料より）

①自称急性期病院の多くは本当の急性期病院ではない。

②療養病床を中心とした慢性期病床は「病床」というより一部は「施設」と変わらない運営をされている。

つまり、偽物急性期と偽物慢性期が自然淘汰され、より国民にわかりやすい医療提供体制が再構築されようとしているのです。

すべての始まりは2015年6月15日に開かれた政府の「医療・介護情報の活用による改革の推進に関する専門調査会」が出した2025年の医療機能別必要病床数の推計結果を発表した時からではないでしょうか（**図54**）。この2025年の目標に向かって全国が一斉に動き出したといっても過言ではありません。

さらに2017年12月6日に、当時の迫井医療課長が中医協総会で発表した資料の中で、従来は「回復期」といわれていた部分を「長期療養〜急性期医療」と表示したことです（**図55**）。「急性期」は別に「急性期」という部分があるので、中央の「急性期」とはどういう意味かと思いましたが、「高度急性期＝広域急性期」が一番右の「急性期」で、中央の「急性期」は、「地域急性期」を指しているのではないかと思いました。そして、あえて高度急性期とは書かなかったのでしょう。

ところで、高度急性期機能とはどういう意味でしょうか。厚生労働省が2014年に発表した病床機能報告制度における医療機能の内容には、高度急性期機能は「急性期の患者に対し、状態の早期安定化に向けて、診療密度が特に高い医療を提供する機能」と書かれており、急性期機能は単に「急性期の患者に対し、状態の早期安定化に向けて、医療を提供する機能」と書かれています。この差の「診療密度が高い」とは、一体どのようなことでしょうか。

21ページで述べたように、かつて厚生労働省は急性期の定義を「患者の病態が不安定な状態から、治療によりある程度安定した状態に至るま

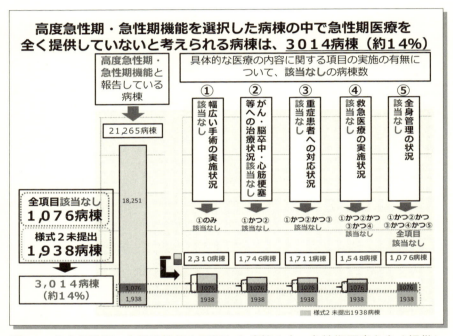

図57 高度急性期・急性期機能を選択した病棟の中で急性期医療を全く提供していないと考えられる病棟について
(2018年5月16日 第13回地域医療構想に関するワーキンググループ資料より作成)

で」と示しましたが、これなら慢性期も急性期です。医療の現場では、「急性期」という言葉を自分たちの都合のよいように理解して、自分の病院の一部または全部の病床を「高度急性期」と届出していたのです。

図54 に示したように、2014年7月時点の病床機能報告における「高度急性期」、「急性期」の病床数と2025年の医療機能別必要病床数の推計結果には大差が生じています。どの病院も「急性期」を名乗りたがり、かつその上に病院の一部病棟を「高度急性期」と名乗っているのです。明確な「急性期」の基準がないので、病院経営者は自分に都合よく利用するのは当然です。

しかし、このように実質急性期でもない病床が「急性期」と称することで、国民の財産は、医療費として高い入院費を払わされているのです。

さらに財務省は、2018年4月に開催された財政制度等審議会・財政制度分科会において提示した社会保障改革案の中で、人口減少や経済成長に連動して患者さんの窓口負担を自動的に上げる、年金は人口減少などに応じ給付を抑制する「マクロ経済スライド」方式の導入、地域別診療報酬の導入、75歳以上の窓口負担の引き上げ、介護保険の自己負担を2割へ引き上げ、軽度患者さんの少額受診に対する追加負担など、国民への負担を押し付けることばかり提案しています。残念ながら、財務省も日本の医療費の無駄遣いの源がどこにあるのかを理解されていません。患者さん負担を増やすだけでどうにかなるものではありません。いずれにせよ、こんなことがいつまでも続くわけにはいきません。

2017年、ついに厚生労働省で奈良県立医科大学の今村教授による病床機能報告を利用した急性期指標が発表されました。さらに厚生労働省医政局から、病床機能報告制度における具体的な医療の内容に関する項目の中から、①「幅広い手術の実施状況」、②「がん・脳卒中・心筋梗塞等への治療状況」、③「重症患者への対応状況」、④「救急医療の実施状況」、

⑤「全身管理の状況」の5項目について調べた結果、14%が5項目のいずれにも該当がなく、「急性期」の実態が全くないと発表しました（**図57**）。そして、2018年度の病床機能報告が10月から始まるに当たり、急性期医療を全く提供していない病棟は「高度急性期」や「急性期」を原則報告できないこととしました。

さらに、各都道府県において地域医療構想調整会議を開催し、2025年の医療機能別病床数の必要量の達成を目指して、いかに病床を削減していくかの協議の場を設け、話し合いを行っていますが、ほとんどのところで議論は進んでいません。ところが埼玉県や大阪府などでは独自の定量的基準を設け、分析し活用しています。

そこで厚生労働省は、都道府県ごとに独自の定量的基準を設け、病床機能報告の分析を行うよう通知しています。増え続ける医療費削減のために医療提供体制の再構築に向けて、調整会議を活発化させ、早期に地域医療構想を達成させることが狙いなのです。

31ページでも示しましたが、全国の病院の入院・外来受療率は下がり続けています。高齢患者さんは増加しているのに、どうして入院患者さんは減るのでしょうか。その理由は2つあります。1つ目は居住系施設の充実、そして2つ目は平均在院日数の短縮割合が、高齢者の増加より顕著なためです（**図58**）。

11ページで示したように、介護保険制度が始まって、わずか20年足らずの間に介護保険施設をはじめとする居住系施設が急増し、入院治療を終えた患者さんは、広くて療養環境の整った施設へ退院しています。それに伴い、平均在院日数もどんどん短縮化され、高齢患者さんは増加するにもかかわらず、入院患者数は減り続けているのです。

2025年の医療機能別必要病床数の高度急性期病床は13万床とされています。これは、わかりやすくいうと、日本の人口が1億2千万人として、

第３章　これからの医療・介護はどうなる

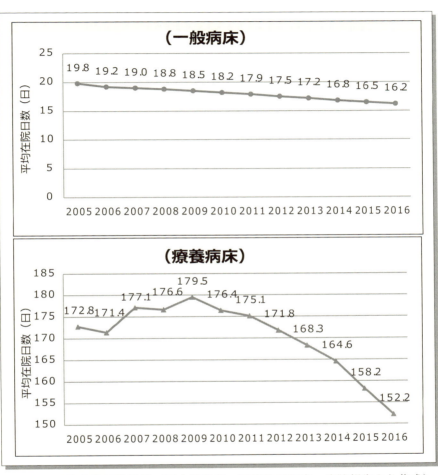

図58　平均在院日数推移（厚生労働省　医療施設調査・病院報告より作成）

人口100万人の県なら約1,200床となるということです。私はもっと少なくてもよいのではないかと思っています。

そこで例えば、500床の急性期病院が平均在院日数10日でベッドコントロールするとなると、1か月を30日として、1か月に1,500人、1日50人の入院患者さんが必要になります。全国の急性期病院の中でどれくらいの病院がクリアできるのでしょうか。もし入院患者さんが1日平均30人しかいなければ、病床数を300床にしたほうがよいと思いませんか。多分将来的に病床数はもっと少なくてよいと思います。

患者さんが医療機関を選択する基準は、まず清潔で新しいことが優先されるでしょう。1980年代に建設された病院は、建築後40年近く経過し、これからの10年で多くの病院がリニューアルを迫られるでしょう。病院を選択するのは患者さん本人ではなく、その子供の世代です。今、全国の病院の入院患者さんの約80％が60歳以上の高齢者であり、特に85歳以上の患者さんが増えています。彼らの子供は50歳代でしょう。これからの病院経営者は、これらの世代の審美眼に耐えうる病院を作り上げなければなりません。東京オリンピックが近づき、建築費も高止まりしています。都会では土地も高く、人件費も高いのに、診療費は全国一律なので、都会での病院のリニューアルは民間ではなかなか踏み切れないというところも多いでしょう。

これからは「急性期」が厳密に分類されて、平均在院日数や看護職員数だけでなく、アウトカムや提供している急性期的な医療内容なども含めた客観的指標により、自称急性期を振り落とすでしょう。地域一番店でない急性期病院は、単独では生き残れません。公立、公的病院も合併、減床、新築に走り出しています。ほんの一握りの高度急性期病院以外は特徴を出さなければ生きていけません。

しかし、本当の高度急性期病院で行われる高度で新しい治療には高い診

療報酬で応えるべきです。高度な技術が必要な手術などは今の３倍の報酬にしてもよいのではないでしょうか。本物には手厚く評価して、さらに日本の診療レベルを上げていかなければなりません。そのために厚生労働省は偽物の高度急性期病院を整理しようと思っています。昨今の動向を見れば明らかです。広域性の高度急性期病院を目指すか、「地域包括ケア病院」「リハビリテーション集中病棟（119ページ参照）」「慢性期治療病棟」「障害者病棟」の各病床を有する地域で多機能な機能を担う病院（以下、地域多機能病院）として地域医療に徹するかを各病院が決めなければなりません。中途半端な病院だと国民に見放され、消滅の危機を迎えるでしょう。

　やはり厚生労働省の優秀な指導者の発する言葉は正しいと思いますし、事実、昔からその指し示した方向に医療界は動いてきました。そして、2017年12月に図55が発表され、目にした瞬間から、私は中央と左の長期療養の２つのパートを受け持つ病院が今後重要なポイントになると思いました。なぜなら、一番左の長期療養の中でも、より長期慢性期的な部分は新しい「介護医療院」という介護保険施設にシフトしていくので、この新しい病床機能分類には入りませんが、一番右の急性期が高度急性期で、広域急性期の役割が求められているのです。残りの２つの病床機能には、地域多機能病院の役割が求められていると思うのです。

　地域多機能病院のイメージは図59のような、中央部にある病院を指します。これからの超高齢化社会において、医療ケアは欠かせません。私は、地域包括ケアシステムの構築は市町村で行うのではなく、既存の病院を中心に連携を組むべきであると考えています。そしてその地域包括ケアシステムにおける医療介護連携の中心的役割を担うのは「ケアマネジャー」であると思っています。ケアマネジャーの役割については、後で述べさせていただきます。

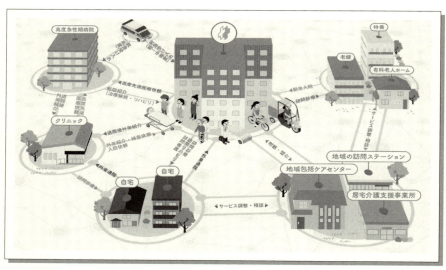

**図 59** （2018 年 8 月　平成医療福祉グループ　副代表　武久 敬洋作成）

自宅で暮らす人が、何らかの病気を発症した場合、もしくは自宅療養中の患者さんの病態が急変したら、病態によって重症であれば高度急性期病院へ、軽中等度であれば地域多機能病院で受け入れます。だから、地域多機能病院は、救急患者さんの24時間365日受入れ可能な体制や救急患者さんに対応する機能も備えておかなければなりません。そして、これらの患者さんが回復し、退院して在宅復帰したら、その後のフォローはかかりつけの在宅療養支援診療所の先生方にバトンタッチします。普段はかかりつけ在宅療養支援診療所の先生方が訪問診療などを行い、在宅療養支援診療所の先生方が不在時などに代わって病院の医師が診療したり、検査をするなど、地域の在宅療養支援診療所のサポートをするのも地域多機能病院の役割です。

　地域多機能病院は急性期多機能と慢性期多機能の2つに分かれると考えています。急性期多機能病院の有する病床機能は、地域一般病棟や地域包括ケア病棟、リハビリテーション集中病棟等を有する病院です。そしてもう一つは慢性期多機能病院として地域包括ケア病棟、リハビリテーション集中病棟、慢性期治療病棟、障害者病棟、介護医療院の5つの機能を持つ病院と考えています。

　具体的イメージとしては、例えば中学校区内の範囲の地域住民を対象として、手術方法や治療内容など定まっている病気の治療を行う機能を有する地域急性期担当の地域一般病棟、地域一般病棟での急性期治療後の継続治療を受けたり、在宅療養患者さんの軽中等度の場合の緊急受け入れなどを行う地域包括ケア病棟、そして、急性期治療後の患者さんに対してリハビリテーションを集中的に行い、在宅復帰を目指すリハビリテーション集中病棟、高齢者を中心に絡み合った複雑な病状を改善するために身体全体を総合的治療する慢性期治療病棟です。今後はこれらの機能を持たなければなりません。

全国の病院がやがて広域急性期病院（高度急性期病院）と地域多機能病院に大別されるでしょう。よって療養病床しかなく、十分な医療機能を持たず、漫然と寝たきり患者さんの収容所的な機能しか持たない慢性期病院は2025年までに淘汰されていくでしょう。これらの病院は、病院ではなく施設へ行けと言われているように感じませんか。何より、そのような病院が地域の住民に選ばれると思いますか。よい病院、選ばれる病院とは、迅速で適切な治療で病気を治してくれて早く日常に帰してくれることに尽きるのです。当たり前のことですが、原点に立ち返って考えると明解です。慢性期病院も少なくとも地域包括ケア病棟をもち、自院の置かれた地域の主に高齢者の地域急性期の機能を一部果たさなければその地域での存在価値がなくなるのです。純然たる慢性期や中途半端なケアミックス病院はこの地域急性期病院の機能へと確実に転換していかなければ、地域では認められなくなり、静かに退場を余儀なくされるでしょう。

　今は中途半端な自称「急性期病院」の選別的減少が進められていますが、次のターゲットは「回復期リハビリテーション病棟」ではないかと思っています。**図54**を見ると、2014年7月時点の病床機能報告における回復期病床が11万床であるのに対し、2025年の機能別必要病床数における回復期の必要病床数は37.5万床程度であり、明らかに回復期の病床が不足しているように見えますが、これは現状とは異なります。地域によっては、回復期リハビリテーション病棟は飽和状態にあります。「回復期」とは「回復期リハビリテーション病棟」というイメージが定着してしまっているのです。

　回復期リハビリテーション病棟は2000年に新設されると、急激に病棟数が増加し、急性期治療後の患者さんが回復期リハビリテーション病棟のある病院に転院して、集中的にリハビリテーションを行い、成果を上げています。そして、リハビリテーションが必要な医療行為であることは、国

民にも十分に周知されました。しかしながら、回復期＝リハビリテーションのイメージが根付いてしまい、自らの病院を「急性期」と思い込んでいる自称急性期病院は「回復期」なんて病床機能に蹴落とされるのだけはまっぴら御免だと思っているのです。だから私はこの「回復期」というネーミングを「地域包括期」とすべきであると提案しています。事実、**図55**にも回復期という文言は掲載されていません。

　つまり、リハビリテーションは回復期にのみならず、何らかの病気を発症したらすぐに提供されるべきなのです。しかし、リハビリテーションは回復期の時期になって行えばよいのだと皆が思っているとすれば、これは大変な間違いです。リハビリテーションは疾病発症から在宅に至るまでの病期に普遍的に必要な治療技術だということが国民のみならず、一部の臓器別専門医にも十分理解されていないのではないでしょうか。だから脳卒中になれば、その直後から日常復帰するためにリハビリテーションを行うことが医学的常識であるにも関わらず、聡明な厚生労働省の官僚までが勘違いしてきたのです。

　ただ、この急性期医療から長期療養という時期（仮に「地域包括期」とすると）に、集中してリハビリテーションを行うことは重要であり、この機能を担う病棟としてリハビリテーション集中病棟が必要です。これまでに述べさせていただいたことからもう皆さんはお気づきのことと思いますが、もはや一般病床と療養病床という分類は自然消滅してしまったのだなと思うのは私だけではないでしょう。

　**図60**は改定前のものですが、非常に複雑な構造になっています。それが改定後には一般病棟入院料が急性期一般入院料1～7と地域一般入院料1～3に細分化され、さらに複雑なものとなっています。看護職員の数だけで病棟機能を分けてしまうなんて正に馬鹿げたことであり、実に多くのコメディカルスタッフが病院で働いてチーム医療を行っているにも関わら

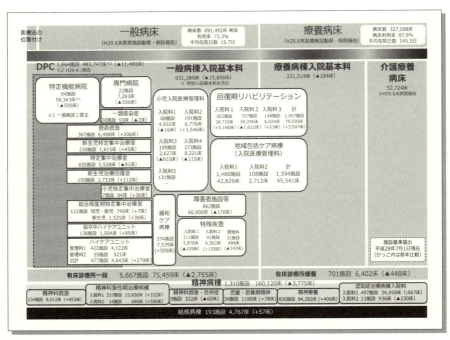

図60 診療報酬における機能に応じた病床の分類（イメージ）
　　　（2017年12月7日　第376回中央社会保険医療協議会総会資料より）

ず、看護職員の数だけでいまだに診療報酬を左右していること自体、不思議でなりません。一応強く反対を唱える団体もいて、今回は形の上では残しましたが、もはや看護基準は風前の灯です。私は今回の改定で、急性期は看護配置10対1が基本に、そして地域包括期は15対1に、慢性期は20対1と定まったのではないかと思っています。そして、これを最低基準として、ゆくゆくはこれらの看護配置の上に薬剤師、介護福祉士、リハビリテーションスタッフ、管理栄養士などのコメディカルスタッフの配置人数やアウトカム評価などの要素を入れて診療報酬が定められてゆくのです。私としては、将来的に1人の患者さんが急性期から地域包括期、慢性期に至るまでの間に診療報酬の支払い方法を統一し、療養病床も含めてすべてDPC報酬体系にすべきであると思っています。

## 特定看護師

　団塊の世代が2025年には75歳以上となり、後期高齢者数が2,200万人に達するといわれる中で、病院病床は削減され、今まで病院に入院して当たり前の状態だった患者さんも在宅で過ごすことを余儀なくされることも出てくるでしょう。もちろん自ら望んで在宅療養を希望される方もいます。いずれにしても在宅療養患者さんの重度化は進み、これらに対応する訪問サービスの提供が必要になります。

　そこで活躍が期待されるのが特定行為研修を修了した看護師（以下、特定看護師）です。特定看護師は診療の補助における看護師の業務範囲の拡大が法的に認められたものであり、つまりは、従来医師が行ってきた医療行為を特定看護師に指導し、実習などを経て特定看護師単独で行うようにするものです。ただし、特定看護師が適切な特定行為を行うために、主治医による詳細で適切な「手順書」の存在が不可欠です。

在宅療養患者さんのもとへ訪問看護サービスに訪れた特定看護師が、患者さんの病状によりあらかじめ決められた特定行為であれば、医師のもとへ連れて行かずとも、その場ですぐに対応することができます。特定看護師は急性期医療、特にICU、HCUなど医師も看護師も手厚く配置されているようなところではなく、むしろ医師配置、看護師配置の少ない慢性期医療、在宅医療にこそ必要なのです。

　現在、特定看護師は全国の大学や病院、医療関係団体など87機関で研修を実施しています（図61，62）。私が会長を務める日本慢性期医療協会も、看護師特定行為研修が始まった2015年10月から開講しました。日本慢性期医療協会では、全部で21区分38行為ある特定行為の中から、慢性期医療や在宅で必要な7区分14行為を選び出し開講しました。現在は、中心静脈カテーテルの抜去や末梢留置型中心静脈注射用カテーテル（PICC）の挿入の行為を増やし、9区分16行為の研修を行っています（図63）。

　研修機関によっては1〜2区分のみに限って開講しているところもあるようですが、日本慢性期医療協会では、慢性期医療の現場では5区分以上の特定行為は必要であると判断し、開講している9区分16行為すべての受講を必須としています。

　特定看護師の研修機関は順調に増えてきているようですが、まだまだ特定看護師が十分に活躍しているとは言い切れません。この特定看護師は、アメリカのナースプラクティショナーの日本版になり得る資格であると確信しています。だからこそ私は、空いた病床をSNR（Skilled Nursing Residence）のような医療行為を伴う施設へ転換させ、その管理者として特定看護師を、と提案していたのです。

　看護師特定行為研修制度が始まって3年がたち、全国で約1,000名の特定看護師が誕生しています。しかし、団塊の世代が75歳以上となる2025

第3章 これからの医療・介護はどうなる

| 所在地 | 指定研修機関名 | 区分数 | 指定日 | | 所在地 | 指定研修機関名 | 区分数 | 指定日 |
|---|---|---|---|---|---|---|---|---|
| 北海道 | 旭川赤十字病院 | 1区分 | 2018/2/19 | | 東京 | 医療法人財団慈生会 野村病院 | 1区分 | 2018/2/19 |
| | 医療法人社団 エス・エス・ジェイ 札幌整形循環器病院 | 3区分 | 2018/8/30 | | | 医療法人社団永生会 | 2区分 | 2017/8/2 |
| | 学校法人東日本学園 北海道医療大学大学院看護福祉学研究科看護学専攻 | 13区分 | 2015/10/1 | | | 医療法人社団 明芳会 | 8区分 | 2017/2/27 |
| | 社会医療法人和会 西岡病院 | 1区分 | 2017/8/2 | | | 学校法人青葉学園 東京医療保健大学大学院看護学研究科看護学専攻 | 21区分 | 2015/10/1 |
| | 社会福祉法人恩賜財団済生会支部北海道済生会小樽病院 | 8区分 | 2018/2/19 | | | 学校法人国際医療福祉大学 国際医療福祉大学大学院医療福祉学研究科保健医療学専攻 | 21区分 | 2015/10/1 |
| 岩手 | 学校法人岩手医科大学 岩手医科大学附属病院高度看護研修センター | 7区分 | 2015/10/1 | | | 公益社団法人地域医療振興協会JADECOM-NDC研修センター | 21区分 | 2015/10/1 |
| 宮城 | 学校法人東北文化学園大学 東北文化学園大学大学院健康社会システム研究科健康福祉専攻 | 21区分 | 2016/2/10 | | | 公益社団法人日本看護協会 | 14区分 | 2015/10/1 |
| 秋田 | 秋田赤十字病院 | 1区分 | 2018/8/30 | | | 社会福祉法人恩賜財団 河北総合病院 | 3区分 | 2017/2/27 |
| | 社会医療法人青嵐会 本荘第一病院 | 1区分 | 2018/2/19 | | | 社会福祉法人恩賜財団済生会支部東京都済生会 東京都済生会中央病院 | 3区分 | 2017/8/2 |
| 山形 | 国立大学法人山形大学 山形大学大学院医学系研究科看護学専攻 | 16区分 | 2017/2/27 | | | セコム医療システム株式会社 | 8区分 | 2017/8/2 |
| | 医療法人平心会 須賀川病院 | 4区分 | 2016/8/4 | | | 独立行政法人地域医療機能推進機構 | 10区分 | 2017/3/29 |
| 福島 | 公益財団法人星総合病院 | 4区分 | 2016/2/10 | | | 独立行政法人地域医療機能推進機構 東京新宿メディカルセンター | 2区分 | 2016/2/10 |
| | 公立大学法人福島県立医科大学 | 18区分 | 2015/10/1 | | | 日本赤十字社 | 5区分 | 2018/2/19 |
| 茨城 | 国立大学法人筑波大学 筑波大学附属病院 | 14区分 | 2016/8/4 | | | 武蔵野赤十字病院 | 5区分 | 2018/2/19 |
| | 社会福祉法人恩賜財団済生会支部 茨城県済生会水戸済生会病院 | 2区分 | 2018/8/30 | | 神奈川 | 医療法人五星会 菊名記念病院 | 1区分 | 2017/8/2 |
| 栃木 | 学校法人自治医科大学 自治医科大学 | 19区分 | 2015/10/1 | | | 医療法人横浜柏堤会 戸塚共立第1病院 | 1区分 | 2017/8/2 |
| 群馬 | 公益財団法人脳血管研究所 附属美原記念病院 | 1区分 | 2016/8/4 | | | 社会福祉法人恩賜財団済生会支部 神奈川県済生会横浜市東部病院 | 9区分 | 2017/8/2 |
| 埼玉 | 医療法人社団愛友会 上尾中央総合病院 | 13区分 | 2015/10/1 | | 富山 | 医療法人社団藤聖会 富山西総合病院 | 1区分 | 2018/8/7 |
| | 学校法人埼玉医科大学 埼玉医科大学総合医療センター | 7区分 | 2015/10/1 | | | 医療法人社団和楽仁 芳珠記念病院 | 2区分 | 2017/8/2 |
| 千葉 | 社会医療法人社団さつき会 袖ケ浦さつき台病院看護師特定行為研修センター | 3区分 | 2016/2/10 | | 石川 | 公立能登総合病院 | 1区分 | 2017/2/27 |
| 東京 | 一般社団法人日本慢性期医療協会 | 9区分 | 2015/10/1 | | | 公立松任石川中央病院 | 4区分 | 2017/8/2 |
| | | | | | | 国民健康保険小松市民病院 | 2区分 | 2017/8/2 |
| | | | | | | 社会医療法人財団董仙会 恵寿総合病院 | 4区分 | 2016/8/4 |

看護師の特定行為研修を行う指定研修機関（1／2）（36都道府県87機関〔2018年8月現在〕）

図61　看護師の特定行為研修を行う指定研修機関（1／2）
　　　（厚生労働省ホームページ【特定行為に係る看護師の研修制度】指定研修機関等についてより）

**看護師の特定行為研修を行う指定研修機関（2／2）** (36都道府県87機関（2018年8月現在）)

| 所在地 | 指定研修機関名 | 区分数 | 指定日 |
|---|---|---|---|
| 福井 | 学校法人 新田塚学園 福井医療大学 | 3区分 | 2016/8/4 |
| | 市立敦賀病院 | 1区分 | 2018/8/30 |
| 長野 | 伊那中央病院 | 4区分 | 2018/8/30 |
| | 学校法人佐久学園 佐久大学大学院看護学研究科看護学専攻 | 8区分 | 2018/2/19 |
| 岐阜 | 岐阜県厚生農業協同組合連合会 揖斐厚生病院 | 1区分 | 2018/8/30 |
| | 岐阜県厚生農業協同組合連合会 岐北厚生病院 | 1区分 | 2018/8/30 |
| | 岐阜県厚生農業協同組合連合会 久美愛厚生病院 | 1区分 | 2018/8/30 |
| | 岐阜県厚生農業協同組合連合会 中濃厚生病院 | 4区分 | 2018/8/30 |
| | 岐阜県厚生農業協同組合連合会 東濃厚生病院 | 2区分 | 2018/8/30 |
| | 岐阜県厚生農業協同組合連合会 西美濃厚生病院 | 1区分 | 2018/8/30 |
| 静岡 | 学校法人 聖隷学園 聖隷クリストファー大学 | 1区分 | 2018/8/30 |
| | 公益財団法人有隣厚生会富士病院 | 10区分 | 2018/8/30 |
| 愛知 | 学校法人愛知医科大学 愛知医科大学大学院看護学研究科看護学専攻 | 21区分 | 2015/10/1 |
| | 学校法人藤田学園 藤田保健衛生大学大学院保健学研究科保健学専攻 | 21区分 | 2015/10/1 |
| 滋賀 | 国立大学法人滋賀医科大学 | 9区分 | 2016/2/10 |
| 京都 | 医療法人社団洛和会 洛和会音羽病院 | 7区分 | 2015/10/1 |
| 大阪 | 社会医療法人愛仁会 | 11区分 | 2015/10/1 |
| | 公益社団法人 大阪府看護協会 | 13区分 | 2018/2/19 |
| | 公立大学法人大阪市立大学 | 5区分 | 2017/2/27 |
| | 社会医療法人きつこう会 多根総合病院 | 4区分 | 2017/2/27 |
| 兵庫 | 医療法人社団慈恵会新須磨病院 | 2区分 | 2018/8/30 |
| | 学校法人兵庫医科大学 医療人育成研修センター | 11区分 | 2017/2/27 |
| | 姫路赤十字病院 | 5区分 | 2018/2/19 |
| 奈良 | 公立大学法人奈良県立医科大学 | 10区分 | 2015/10/1 |

| 所在地 | 指定研修機関名 | 区分数 | 指定日 |
|---|---|---|---|
| 和歌山 | 公立大学法人和歌山県立医科大学 | 5区分 | 2017/2/27 |
| 鳥取 | 国立大学法人 鳥取大学医学部附属病院 | 5区分 | 2018/2/19 |
| 岡山 | 学校法人 川崎学園 | 10区分 | 2017/2/27 |
| 山口 | 綜合病院 山口赤十字病院 | 2区分 | 2018/2/19 |
| 香川 | 高松赤十字病院 | 4区分 | 2018/2/19 |
| | 独立行政法人国立病院機構 四国こどもとおとなの医療センター | 2区分 | 2017/2/27 |
| 高知 | 社会医療法人 近森会 近森病院 | 2区分 | 2016/8/4 |
| 福岡 | 医療法人 弘恵会 ヨコクラ病院 | 1区分 | 2017/8/2 |
| | 社会医療法人 共愛会 戸畑共立病院 | 1区分 | 2017/8/2 |
| | 社会医療法人雪の聖母会 聖マリア病院 | 2区分 | 2017/8/2 |
| | 福岡赤十字病院 | 5区分 | 2018/8/30 |
| 佐賀 | 社会医療法人 謙仁会 山元記念病院 | 1区分 | 2018/8/30 |
| | 社会医療法人 祐愛会織田病院 | 1区分 | 2017/8/2 |
| 大分 | 公立大学法人大分県立看護科学大学 大分県立看護科学大学大学院看護学研究科看護学専攻 | 21区分 | 2015/10/1 |
| | 社会医療法人敬和会 大分岡病院 | 2区分 | 2018/8/30 |
| 鹿児島 | 国立大学法人鹿児島大学 鹿児島大学病院 | 7区分 | 2016/8/4 |
| 沖縄 | 医療法人沖縄徳洲会 南部徳洲会病院 | 2区分 | 2018/2/19 |
| | 国立大学法人琉球大学医学部附属病院 | 2区分 | 2018/2/19 |
| | 社会医療法人仁愛会 浦添総合病院 | 2区分 | 2018/2/19 |

図62　看護師の特定行為研修を行う指定研修機関（2／2）
　　（厚生労働省ホームページ【特定行為に係る看護師の研修制度】指定研修機関等についてより）

第3章 これからの医療・介護はどうなる

**特定行為及び特定行為区分（21区分38行為）** ※ 日本慢性期医療協会開講区分 9区分（16行為）

| 特定行為区分 | 特定行為 | 特定行為区分 | 特定行為 |
|---|---|---|---|
| ①呼吸器（気道確保に係るもの）関連 | 経口用気管チューブ又は経鼻用気管チューブの位置の調整 | ⑪創傷管理関連 | 褥（じょく）瘡（そう）又は慢性創傷の治療における血流のない壊死組織の除去 |
| ②呼吸器（人工呼吸療法に係るもの）関連 | 侵襲的陽圧換気の設定の変更 | | 創傷に対する陰圧閉鎖療法 |
| | 非侵襲的陽圧換気の設定の変更 | ⑫創部ドレーン管理関連 | 創部ドレーンの抜去 |
| | 人工呼吸管理がなされている者に対する鎮静薬の投与量の調整 | ⑬動脈血液ガス分析関連 | 直接動脈穿刺法による採血 |
| | 人工呼吸器からの離脱 | | 橈骨動脈ラインの確保 |
| ③呼吸器（長期呼吸療法に係るもの）関連 | 気管カニューレの交換 | ⑭透析管理関連 | 急性血液浄化療法における血液透析器又は血液透析濾過器の操作及び管理 |
| ④循環器関連 | 一時的ペースメーカの操作及び管理 | ⑮栄養及び水分管理に係る薬剤投与関連 | 持続点滴中の高カロリー輸液の投与量の調整 |
| | 一時的ペースメーカリードの抜去 | | 脱水症状に対する輸液による補正 |
| | 経皮的心肺補助装置の操作及び管理 | ⑯感染に係る薬剤投与関連 | 感染徴候がある者に対する薬剤の臨時の投与 |
| | 大動脈内バルーンパンピングからの離脱を行うときの補助頻度の調整 | ⑰血糖コントロールに係る薬剤投与関連 | インスリンの投与量の調整 |
| ⑤心嚢ドレーン管理関連 | 心嚢ドレーンの抜去 | ⑱術後疼痛管理関連 | 硬膜外カテーテルによる鎮痛剤の投与及び投与量の調整 |
| ⑥胸腔ドレーン管理関連 | 低圧胸腔内持続吸引器の吸引圧の設定及び設定の変更 | ⑲循環動態に係る薬剤投与関連 | 持続点滴中のカテコラミンの投与量の調整 |
| | 胸腔ドレーンの抜去 | | 持続点滴中のナトリウム、カリウム又はクロールの投与量の調整 |
| ⑦腹腔ドレーン管理関連 | 腹腔ドレーンの抜去（腹腔内に留置された穿刺針の抜針を含む。） | | 持続点滴中の降圧剤の投与量の調整 |
| ⑧ろう孔管理関連 | 胃ろうカテーテル若しくは腸ろうカテーテル又は胃ろうボタンの交換 | | 持続点滴中の糖質輸液又は電解質輸液の投与量の調整 |
| | 膀胱ろうカテーテルの交換 | | 持続点滴中の利尿剤の投与量の調整 |
| ⑨栄養に係るカテーテル管理（中心静脈カテーテル管理）関連 | 中心静脈カテーテルの抜去 | ⑳精神及び神経症状に係る薬剤投与関連 | 抗けいれん剤の臨時の投与 |
| | | | 抗精神病薬の臨時の投与 |
| ⑩栄養に係るカテーテル管理（末梢留置型中心静脈注射用カテーテル管理）関連 | 末梢留置型中心静脈注射用カテーテル（PICC）の挿入 | | 抗不安薬の臨時の投与 |
| | | ㉑皮膚損傷に係る薬剤投与関連 | 抗癌剤その他の薬剤が血管外に漏出したときのステロイド薬の局所注射及び投与量の調整 |

図63 特定行為及び特定行為区分（21区分38行為）

年までに目標とする10万人養成にはまだまだ足りません。

　そこで2018年9月11日には厚生労働省主催で指定研修機関や研修修了者のさらなる増加を目指すことを目的とした看護師の特定行為研修シンポジウムが開催され中小病院で看護師特定行為研修機関となった病院における利点や研修を修了した特定看護師の活躍ぶり、そして今後期待すること等が述べられました。国としてはどんどん特定看護師を増やしていきたいと考えているのでしょう。

　そこで国は、2018年度からの医療計画作成指針において、看護師特定行為研修について、在宅医療を支える看護師を地域で計画的に養成していくため、地域の実情を踏まえ、看護師が特定行為研修を地域で受講できるよう、指定研修機関及び実習を行う協力施設の確保等の研修体制の整備に向けた計画について、可能な限り具体的に記載することとしました。そして2018年度からの医療計画において9割に当たる43道府県が、特定行為研修制度に係る何らかの計画を策定しているようですが、その内容についてはさまざまのようです。厚生労働省医政局看護課が2017年6月に調査した結果によると、地域医療総合確保基金などを財源として、看護師特定行為研修制度の受講費用等の費用負担を実施している自治体があるものの、2016年度は6県、2017年度は16県でのみです。看護師特定行為研修を受講するためには、受講費用の他に、研修機関によって東京などで行われる研修に参加する必要もあり、その旅費や宿泊費も必要になるので、これらの受講費用に対する補助が得られることによって、看護師特定行為研修を受講したいと思う看護師もたくさん出てくるのではないでしょうか。ぜひすべての自治体において、積極的に取り組んでほしいと思います。

　看護師特定行為研修を受講した看護師は、研修修了後、それぞれの病院、施設、事業所などにおいて特定看護師として従事していますが、彼らは習得した特定行為の実務ができているか、問題点はないか、どのように

第3章 これからの医療・介護はどうなる

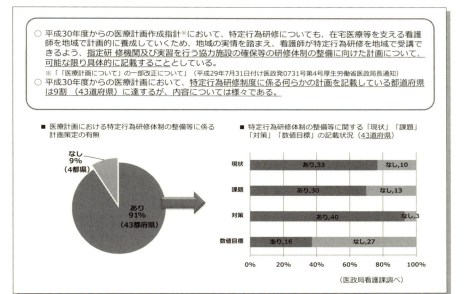

図64 医療計画における特定行為研修体制の整備に係る計画策定状況
（2018年9月11日 厚生労働省 看護師の特定行為研修シンポジウム資料より）

| | | | 平成28年度実施状況 | 平成29年度事業計画 |
|---|---|---|---|---|
| 事業実施都道府県数 | | | 12府県 | 20県 |
| 実施事業数 | | | 16件 | 26件（うち新規事業13件） |
| 実施財源 | 地域医療介護総合確保基金 | | 13件（10府県） | 22件（18府県） |
| | 地域医療介護総合確保基金以外 | | 3件（3県） | 4件（3県） |
| 実施事業内容 | 受講者の所属施設に対する支援 | 受講料等の費用 | 6件<br>群馬県2、静岡県3、滋賀県3、奈良県3、徳島県3、沖縄県3 | 16件（新規10）<br>青森県3、岩手県3、宮城県3、福島県2、茨城県3、群馬県3、富山県3、岐阜県3、静岡県3、滋賀県3、奈良県3、鳥取県3、山口県3、徳島県3、鹿児島県2、沖縄県3 |
| | | 代替職員雇用の費用 | 3件 大阪府3、島根県3、沖縄県3 | 4件（新規2）<br>茨城県、和歌山県、島根県、沖縄県 |
| | 指定研修機関に対する支援 | 研修体制整備等 | 1件 滋賀県1 | |
| | 研修制度の普及促進等 | ニーズ・課題等調査 | 4件 青森県、群馬県、富山県、岐阜県 | 2件（新規1）岐阜県、熊本県 |
| | | 症例検討・研修会 | 2件 群馬県2、大分県2 | 2件 群馬県、大分県 |
| | | 制度の説明・周知 | | 2件（新規2）茨城県、岐阜県 |

※＜地域医療介護総合確保基金における区分＞1：地域医療構想の達成に向けた医療機関の施設又は設備に関する事業2：居宅等における医療の提供に関する事業3：医療従事者の確保に関する事業

◆H29年度事業計画例：岐阜県

| 事業名 | 事業概要 |
|---|---|
| 特定行為研修受講に係る調査 | 県内の医療機関、訪問看護ステーション対象に、特定行為研修の受講派遣の有無や今後の予定、受講にあたり受けたい支援などを調査。 |
| 「特定行為に係る看護師の研修制度セミナー」事業 | 看護師の特定行為研修の概要、指定研修機関、研修受講派遣者（施設管理者）と研修修了者による講演・発表を行い、特定行為研修制度の理解促進につなげる。 |
| 看護師特定行為研修支援事業費補助金事業 | 医療機関等に対する特定行為研修の受講に係る経費を補助。 |

**図65　特定行為に係る看護師の研修制度に関する事業の実施状況・計画について（2016年度実施状況・2017年度計画）**

（2018年9月11日　厚生労働省　看護師の特定行為研修シンポジウム資料より）

活用しているか、また、スキルアップ、フォローアップ研修の要望の声も出てきています。そこで、2018年8月に日本慢性期医療協会が開講している看護師特定行為研修を修了した特定看護師119名を対象としたアンケートを実施し、その集計結果を9月13日の日本慢性期医療協会の記者会見で公表しました。特定看護師として実施している特定行為は、「気管カニューレの交換」、「中心静脈カテーテルの抜去」、「褥瘡又は慢性創傷の治療における血流のない壊死組織の除去」、「脱水症状に対する輸液による補正」が多く見られました。回答した特定看護師が勤務している慢性期病

| 実施している特定行為の実施状況（実施率の高い順） | 実施率 |
|---|---|
| 気管カニューレの交換 | 64.4% |
| 中心静脈カテーテルの抜去 | 41.7% |
| 褥瘡又は慢性創傷の治療における血流のない壊死組織の除去 | 37.9% |
| 脱水症状に対する輸液による補正 | 24.8% |
| 感染徴候がある者に対する薬剤の臨時投与 | 19.2% |
| 創傷に対する陰圧閉鎖療法 | 18.1% |
| インスリンの投与量の調整 | 13.3% |
| 持続点滴中の高カロリー輸液の投与量の調整 | 11.4% |
| 抗精神病薬の臨時の投与 | 9.5% |
| 侵襲的陽圧換気の設定の変更 | 8.6% |
| 抗けいれん剤の臨時の投与 | 7.6% |
| 非侵襲的陽圧換気の設定の変更 | 6.7% |
| 人工呼吸器からの離脱 | 2.9% |
| 抗不安薬の臨時の投与 | 2.9% |
| 人工呼吸管理がなされている者に対する鎮静薬の投与量の調整 | 1.0% |

**図66　実施している特定行為の実施状況（実施率の高い順）**
（日本慢性期医療協会　2018年8月実施　看護師特定行為研修修了者アンケート調査結果より）

院には気管切開患者さんが多く入院していることが伺えます（**図66**）。

　また、特定看護師となり、特定行為の手技に関する業務だけでなく、患者さんの血液検査結果などから異常を早期発見して医師に報告することにより早期対応につなげたり、主治医・家族・スタッフ間の中心的役割を担い、院内スタッフ指導等、さまざまな分野で活躍していることがわかりました。

　特定行為を実施する上での問題点として、医師の理解が得られないという意見が多く挙がっています。また、患者さんや家族に特定行為自体拒否されるなどの意見もあり、まだまだ看護師特定行為制度自体が医師、患者さんなどに周知・理解されていないようです。特定看護師の方は、定期的な研修などを通じて、実施できていない特定行為の実技訓練や意見交換、最新情報の学習、新たな特定行為の習得を希望しています。私は特定看護師がもっと活躍できるよう、彼らを支援していきたいと思っています。

## ケアマネジャー

　厚生労働省が示している地域包括ケアシステムの形は**図67**のように、住まいを中心におおむね30分以内に必要なサービスが提供される日常生活圏域（具体的には中学校区）を単位として介護サービス、生活支援・介護予防サービス、医療サービスが周囲を囲んでいます。そしてこれらのシステムを保険者である市町村や都道府県が地域の自主性や主体性に基づき、地域の特性に応じて作り上げていくことが必要であるとしています。比較的元気であり、自宅等で自立した生活ができるうちはよいと思いますが、病気を抱えた患者さんやその家族の場合は状況が変わるのではないでしょうか。例えば脳梗塞などを発症し、入院して後遺症などを抱えた場合、入院中に要介護認定を受け、在宅に退院した後は介護保険サービスを

受けながら在宅生活を行っていくことになるでしょう。入院中の患者さんやその家族は、退院後の生活をどうしていくべきか不安でいっぱいです。患者さんの病状などによっては、生活が一変することもあるでしょう。そのようなときに病室に顔を出し、患者さんや家族の話を聞いて不安を取り除き、退院後どうするかなど、病院側との調整役となり、サポートを行うのはケアマネジャーが一番適任ではないでしょうか。

　私は以前から「主事ケアマネジャー」の必要性を訴えています。患者さんが病院に入院したり、施設に入所したりしても、患者さんの主事ケアマネジャーが病院や施設を訪問し、病院のスタッフや施設のケアマネジャーと連携し、患者さんの状態改善に努めるのです。これらの役割を担うためにも、ケアマネジャーにはもっと医療的知識を身に着けていただきたいと考えています。医師の中には介護分野の知識が十分でない先生方がいると思われます。そこで、ケアマネジャーが自分の受け持つ利用者さんの入院時退院時にも積極的に病院へ足を運び、在宅医療や介護保険サービスに熱心な医師を、ケアマネジャーが育てるくらいの高い意識を持って取り組んでほしいのです。

　そして、医療の支えが必要な患者さんにおける地域包括ケアシステムは、117ページでも示したようなイメージで、地域多機能病院を中心に、患者さんの自宅やかかりつけの在宅療養支援診療所、急性期病院や居宅サービス事業所などが周囲にあって、これらのスタッフが連携を組み、システムを構築させ、患者さん1人1人のサポートをケアマネジャーが行うのがふさわしいのではないかと思います。

　残念ながら現在のケアマネジャーは、御用聞きケアマネジャーに成り下がっています。それは単にケアマネジャー個人の問題ではなく、利用者さんの予防の観点からさまざまな介護サービスを組もうとしても利用者さん家族がそれを妨げ、それに従わざるをえないからです。そろそろケアマネ

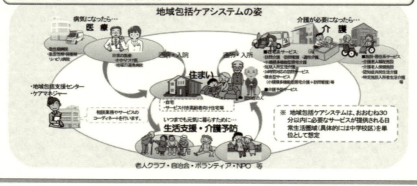

図 67　地域包括ケアシステム（厚生労働省ホームページより）

ジャーという専門職の地位向上と、独立性を担保する方向を考えるときにきているのではないでしょうか。

　ケアマネジャーは団結しなければなりません。まだまだ地位が非常に低く、重要視されず、給付管理を押し付けられ、利用者さんからは便利屋扱いされています。ケアマネジメント力を身につけて、ケアマネジャーという職種の地位を確立すべきです。誰かがやってくれると思っていても、行動に移さなければいつまでたっても地位も報酬も約束されません。ケアマネジャー試験は年々難しくなり、逆に言えば、そんな国家試験に合格したケアマネジャーのレベルは相当高いはずなのです。

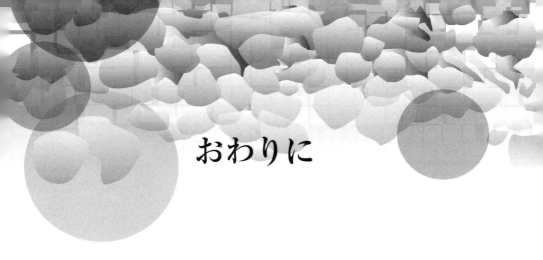

## おわりに

　これから、地域医療はどうなるのでしょうか。一部の都市以外はどんどん人口が減少しています。過疎地では、診療所や病院や医師もどんどん減ってきているのです。生まれ育った地域で人生を全うするということが当たり前だったのに、その当たり前のことをすること自体が大変難しくなりました。この傾向はどんどん進んでくるでしょう。

　これまでずっと書いてきたように、人間は自分の家に愛着があります。そこで生活している状況を継続したいと思っています。住み慣れたところで生活したいという思いは、高齢者は特に執着が強いでしょう。病気となって少し軽快したら、戻りたい一心でしょう。しかし、独居である場合や、老老夫婦の場合など、なかなか自宅に戻って在宅医療を受けながら日常生活を送ることは難しいのです。しかし、幸いにして2世帯同居などの場合は、在宅医療が可能となります。私たち医療人としては、患者さんが住み慣れた地域に戻って日常生活を取り戻すことに全面的に協力したいと思っています。

　病院とは病気になった時に治療するための場です。高度な急性期治療やリハビリテーション、さらには慢性的な治療も必要です。そして、治療によりできるだけ回復して地域に戻れるようにしてあげなければならないと考えています。そのような状態にまで回復したのに、依然として長期に病院に入院していることを「社会的入院」と言うのです。要介護度が重い4

や5の方は、特養などの居住系施設に移ることを検討してはいかがでしょうか。要介護度3以下の患者さんは、介護保険サービスを利用しながら在宅療養が可能であると思われます。

　一方で、これらの患者さんを診療する医師も高齢化が進み、さらに廃院する診療所も続出しています。病院も経営が苦しくなって、どんどん減少しています。しかし、2040年に向かってまだまだ高齢者人口は増え続け、病院か居住系施設かは別として、高齢者の入院・入所の増加は避けられないと思います。

　そこで、現在の日本の平均在院日数はアメリカの5倍であるという事実がまた顔を出してきます。そうです。今、全国の病院の平均在院日数は30日を超えているのです。アメリカは何と6日程度です。日本の現在の病院の平均在院日数の半分の15日にするだけで、寝たきりは半分になるのではないでしょうか。病院の平均在院日数は、以前は特定除外患者さんを計算に入れてしまうと50日近くあったと言われていますので、現在の30日でも短くなっているのです。これを半分の15日として、病院退院後の療養生活を介護医療院や老健、特養などの居住系施設への入所へとシフトしてゆくことが、もし家庭環境が許せば、自宅に戻り、在宅医療を継続的に行うようにすることが、これからの進むべきベストな方向でしょう。

　自宅に戻っても家族が「障害を持つ患者さんの介護を家族で全面的に行う」なんてことは、とても困難です。地域の診療所でもなかなか難しいです。できるだけ地域にある地域多機能病院が、その存在意識を強めるために地域住民のニーズに合わせた多機能な病棟機能サービスを提供するだけでなく、診療所の先生と一緒に在宅療養患者さんのサポートも考えなければなりません。ITを駆使して、在宅療養患者さんのバイタルが随時、病院の地域連携室のモニターで24時間チェックできる体制を整え、救急医療機能を持ち、直ちに出動できるくらいの行動力が病院には求められます。

病院は患者さんが来てくれるのを待っているという時代は終わりました。これからの病院は、地域の中に入り込んで地域全体の医療を支えなければなりません。しかし診療所の先生は、何故か在宅療養の患者さんの急変は高度急性期病院に紹介入院させ、近隣の地域多機能病院には紹介入院させてくれないことのほうが多いのです。診療所の先生にしたら、患者さんの命に関わることもあるので、県内でも医療機能が充実した医療機関に送りたいと思うのでしょう。また過去の経験から、近くの地域多機能病院に紹介入院させたら「患者さんをなかなかよくして地域へ帰してくれない」、「まともな治療をしてくれない」など、要するに現在の地域多機能病院がより成長している姿を地域の診療所の先生方に示すことができていないのでしょう。

　この度、新しく病院内に介護医療院が新設されましたが、地域の診療所の「かかりつけ医」の先生方が担当するのは、日常の外来診療や往診です。それ以外の訪問看護や訪問リハビリテーション、デイケアや病状の変化による入院は、病院の役目です。地域の「かかりつけ医」の信頼を取り戻すためにも病院は、紹介を受けたら直ちに検査し、必要に応じて入院させ、適切な治療を行い、随時「かかりつけ医」の先生に報告し、できればその先生に病院に来てもらって一緒に治療をしてもらえるような、オープン方式を取り入れることも必要です。そして、「かかりつけ医」が「もうここまで回復されたら、あとは私のほうで管理できます」と診断していただけたら、病院を退院してもらうというような、医師同士が気軽に意思疎通ができる病診連携が、これからの日本には必要でしょう。

　つまり今後は、地域の医療機関の医師に信頼してもらえない病院は静かに退場し、お互いの顔と心が分かり合える病診連携を構築している病院のみが地域多機能病院として地域で残れるのです。残念ながら、自宅に家族がいない場合や、いても在宅療養の継続が難しい場合には、病院の介護医

療院に入所していただくほうがベストであり、その場合もその病院の介護医療院に近隣のその患者さんの「かかりつけ医」の先生に回診に来ていただいて、看取りもしていただくこともよいのではないかと思います。このようなシステムが将来的に病診連携のモデルとなるでしょう。
　医療、介護、福祉領域の皆が協力し地域を守る、地域の住民を守るという方向に動いて行くことを切に祈ります。「介護医療院」の成功を祈ります。「介護医療院」万歳!!

2019年1月吉日　武久　洋三

どうする　どうなる　介護医療院

| 発　行 | 2019年2月25日　初版第1刷発行 |
|---|---|
| 著　者 | 武久洋三 |
| 発行人 | 渡部新太郎 |
| 発行所 | 株式会社日本医学出版 |
|  | 〒113-0033　東京都文京区本郷3-18-11　TYビル5F |
| 電　話 | 03-5800-2350　FAX　03-5800-2351 |
| 印刷所 | モリモト印刷株式会社 |

©Yōzō Takehisa, 2019
ISBN974-4-86577-034-6
乱丁・落丁の場合はおとりかえいたします．

本書の複製権・翻訳権・上映権・譲渡権・公衆送信権（送信可能化権を含む）は，㈱日本医学出版が保有します．
JCOPY ＜(社)出版者著作権管理機構　委託出版物＞
本書の無断複写は著作権法上での例外を除き禁じられています．複写される場合は，そのつど事前に，(社)出版者著作権管理機構（電話 03-5244-5088, FAX 03-5224-5089．e-mail: info@jcopy.or.jp）の許諾を得てください．

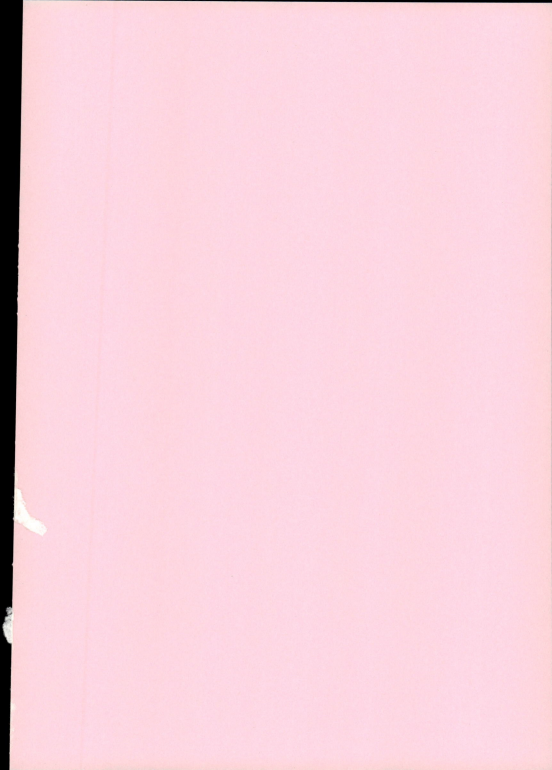